ENFÓCATE

Y CAMBIA TU NUTRICIÓN

Dr. Jorge Jarrot Sierra

CRÉDITOS

Autor: Dr. Jorge Jarrot Sierra
www.tucolumnahabla.com
Edición: Yasmín Rodríguez, The Writing Ghost®, Inc.
www.thewritingghost.com
Diseño y Arte de cubierta: Gil Acosta Design
www.gilacosta.com
Montaje y Producción: The Writing Ghost®, Inc.

The Writing Ghost
Beyond Content

Este libro ofrece información sobre salud y nutrición con el propósito de ayudar a los lectores a estar mejor informados sobre estos temas. Se presenta como información general y opinión del autor. Cada persona siempre debe consultar a su doctor o profesional de la salud sobre sus necesidades individuales. Esta información no substituye ni elimina el consejo de profesionales de la salud, sus diagnósticos o tratamientos. Si usted tiene cualquier preocupación o duda sobre los temas aquí tratados, debe consultarlos con su médico o nutricionista. El uso de cualquier información obtenida en este libro es a su propio riesgo.

Enfócate y cambia tu nutrición © 2021 Jorge Jarrot Sierra
Todos los derechos reservados.
Ninguna parte de este libro puede ser reproducida o transmitida de ninguna forma y por ningún medio, sea electrónico o mecánico, incluyendo fotocopias, grabaciones y cualquier sistema de almacenaje o de reproducción, sin licencia escrita del autor.

ISBN 978-1-7340805-0-6

Primera Edición, 2021

> «Calidad de vida es aplicar tus conocimientos para tomar buenas decisiones alimenticias todos los días.»
>
> Dr. Jorge Jarrot Sierra

DEDICATORIA

Siempre, a mi esposa Andrea, porque ella me ve, me conoce, me acepta y me lleva a ser aun más.

Tabla de contenido

CRÉDITOS..iii

DEDICATORIA..vii

AGRADECIMIENTOS..1

PRÓLOGO...3

YO TAMPOCO SABÍA POR DÓNDE COMENZAR.................7

LOS MITOS Y VERDADES SOBRE LA NUTRICIÓN..........11

DIETA Y ESTILOS DE VIDA......................................19

    Las diferencias entre nutrición, dieta y ponerse a dieta. .20

    Entendiendo la cultura de la dieta...............................21

    Logrando cambios en nuestro estilo de vida..................23

    Mirando la dieta de forma distinta................................24

    Otros consejos para tomar en cuenta............................26

METABOLISMO..29

    ¿Qué es el metabolismo?..30

    ¿Cómo funciona el metabolismo?.................................30

    Catabolismo y anabolismo..31

    ¿Qué controla el metabolismo?....................................32

    Desórdenes metabólicos..33

    Tasa metabólica basal (TMB).......................................35

    Nutrientes esenciales: carbohidratos, proteínas y grasas 37

El metabolismo y la medicina integral...............39

LA QUIROPRÁCTICA Y TU SISTEMA NERVIOSO Y DIGESTIVO...............43

¿Qué es el sistema nervioso?...............44

Funcionamiento del sistema nervioso...............45

Enfermedades del sistema nervioso...............47

Relación del sistema nervioso y digestivo...............48

Beneficios del cuidado quiropráctico...............49

MALOS HÁBITOS ALIMENTICIOS Y FAMILIARES...............53

DIABETES...............59

INGREDIENTES QUE DEBEMOS EVITAR...............67

#1. Azúcar...............67

#2. Leche...............71

#3. Soya...............73

#4. Comidas enlatadas...............75

#5. Carnes procesadas...............77

#6. Carnes rojas con grasa...............79

#7. Margarina...............80

#8. Aceites vegetales...............82

EL CÁNCER Y LAS COMIDAS PROCESADAS...............85

LOS MEJORES MOMENTOS Y LAS PORCIONES ADECUADAS PARA COMER...............93

EL AYUNO..99

    Ayunar no es algo nuevo......................................99

PROTEÍNAS, ¿ANIMAL, O VEGETAL?............................105

QUÉ VEGETALES DEBES COMER Y POR QUÉ..................111

    Espinaca..112

    Brócoli...112

    Col rizada o verde..113

    Zanahoria...114

    Ajo...114

    Jengibre..116

ORGÁNICO, ¿SÍ O NO?..119

    ¿Qué son los productos orgánicos?....................120

    Sustancias tóxicas en los alimentos....................121

    Beneficios de los alimentos orgánicos................123

    Identificando productos orgánicos en el supermercado.125

    Los alimentos orgánicos y la pérdida de peso....126

¿QUÉ DEBO BUSCAR EN LOS EMPAQUES?.....................129

    Beneficios de leer la información nutricional.....130

    Aprendiendo a leer la etiqueta............................131

    Los nutrientes en la etiqueta..............................135

    Términos nutricionales..137

    Consejos para sacar provecho a la información nutricional y mejorar tu dieta..................139

EFECTOS DEL ESTRÉS EN LA SALUD..................141

    ¿Qué es el estrés?..................142

    Síntomas del estrés y sus efectos en nuestra salud..........145

    Consejos para manejar el estrés..................149

CÓMO TENER METAS REALISTAS..................153

LA OBESIDAD Y SUS EFECTOS..................159

    ¿Qué es la obesidad?..................160

    Conociendo el índice de masa corporal..................162

    Causas de la obesidad..................163

    Factores de riesgo..................164

    Síntomas y complicaciones de la obesidad..................165

    Prevención y manejo de la obesidad..................166

CONCLUSIÓN..................169

TESTIMONIOS..................171

SOBRE EL AUTOR..................175

REFERENCIAS..................179

QUERIDO LECTOR,..................203

AGRADECIMIENTOS

Agradezco a mis hijos, a mi familia, equipo de trabajo, pacientes y a todos los que, de una manera u otra, impactaron y aun impactan mi vida. Gracias a la experiencia de tenerlos en mi entorno tengo otras perspectivas y caudales de información, y también por eso me atrevo a presentar mis conocimientos al mundo.

PRÓLOGO

Es un privilegio escribir el prólogo para el libro *Enfócate y cambia tu nutrición* del Dr. Jorge Jarrot Sierra. Saber cuántas vidas serán transformadas de manera positiva luego de haber culminado el último capitulo del libro me da grata satisfacción.

Según pasa el tiempo, me percato de que la mayoría de las decisiones nutricionales que tomamos en nuestras vidas están relacionadas a la familia, ya sea porque lo vemos a diario o porque nos tocó vivir de cerca alguna mala experiencia. Una parte muy pequeña está relacionada a la educación. Este libro está diseñado para que puedas mejorar la toma de decisiones en tu nutrición y dieta sin tener que esperar esa mala experiencia.

Recuerdo durante mis años de estudios tomar la decisión personal de eliminar los establecimientos de comida rápida de mis opciones de alimentación. La mayor parte de mi núcleo me lanzaba miradas, como si mi decisión fuera extraña o incorrecta. Al final del día, lo estaba haciendo para mejorar mi salud. Creo que el famoso dicho, «lo barato sale caro», debería también aplicarse en el tema de la alimentación. ¿De qué se compone un producto para que puedan venderlo tan barato al consumidor? Esa es una pregunta que todos deberíamos hacernos a la hora de alimentarnos.

Es gratificante ver que, aunque aun hay gran parte de la población que carece de conocimientos en el tema de la nutrición, se han logrado muchos cambios entre las campañas de promoción y mercadeo de productos. Grandes cadenas distribuidoras de alimentos han notado la resistencia a los productos inadecuados que la educación ha logrado en la población. Un buen ejemplo es el consumo de leche animal.

La salud y la nutrición no deberían ser temas de moda o tendencias. La tecnología y el fácil acceso a información y data han creado esta expectativa errónea de que debemos comer de una forma para pertenecer a un grupo social específico. Para romper con estos estereotipos, debemos volver al tema de la educación.

Educarnos correctamente sobre este tema nos lleva a conocer nuestro cuerpo y sus necesidades, los ingredientes de los alimentos y sus efectos y, lo más importante, que para verte «bien» debes comenzar de adentro hacia afuera. La quiropráctica me ha brindado más de lo que yo esperaba. Mis estudios me dieron un estilo de vida saludable que yo desconocía. Este libro hará ese cambio en ti, te llevará a enfocarte y a cambiar tu nutrición para gozar de una vida más saludable.

Como parte de la comunidad de doctores, soy testigo de que, durante los años de estudios, nos convertimos en una enciclopedia de información que nos encantaría transferirles a todos nuestros pacientes. Ya que esto no es humanamente posible, acudimos a diferentes medios para difundir esta información en masas. Ese es el propósito del libro del Dr. Jorge Jarrot Sierra, hacer que esa información nutricional esté accesible para educar y ayudar a la mayor cantidad de pacientes posibles. Al final del día, somos lo que comemos y dependemos del cuidado que le damos a nuestro cuerpo.

Dr. Alexis Valentín Rodríguez
Quiropráctico
Lic. 547

YO TAMPOCO SABÍA POR DÓNDE COMENZAR

La gente asume que el profesional saludable que soy hoy vela por su bienestar desde pequeño. Pero nadie nace sabiendo, y yo no soy la excepción. Mi conocimiento sobre nutrición y bienestar proviene de mi perseverancia buscando una mejor calidad de vida. Conozco los efectos de la mala alimentación porque los viví. Nadie me tiene que contar a qué sabe un refresco, porque los tomé a menudo. Sé lo adictiva que es la comida chatarra porque yo también la comí con frecuencia.

Durante mi niñez y mi adolescencia no practiqué el régimen alimenticio que tengo ahora. No culpo a nadie, porque en aquella época no se pensaba mucho en eso, a veces por falta de información y otras porque esa información era ignorada. Mi dieta consistía mayormente de comida rápida, grasosa y frita.

Hoy día me río cuando cuenta esta historia, porque realmente me siento como un superviviente. De lunes a viernes, desde que puedo recordar, mi desayuno en la escuela era pan con mantequilla, de la que venía en una lata de metal. Mi alimentación general me llevó a sufrir muchos problemas digestivos, estreñimiento y dolores severos que me hacían desmayarme. Ni mi familia ni los doctores conectaron una cosa con la otra, y no encontraron la causa de mis problemas.

Cuando era un joven universitario estudié en *Life University*, en Atlanta, Georgia, donde me especialicé con un doctorado en quiropráctica. Como parte del currículo, tomé cursos de nutrición por cuatro años. Para mi sorpresa, los cursos los administró una profesora con un problema de sobrepeso severo. Quizás no me crean esto, pero a la hora de la clase, la profesora llegaba con una bolsa de comida rápida y ponía una presentación en pantalla para que los estudiantes leyéramos mientras ella se sentaba a comer, con un abanico de frente porque padecía de sudor excesivo. Eventualmente, la universidad tomó cartas en el asunto, pero no había tiempo para remendar el daño.

Dentro del salón, puedo decir que la universidad no me ayudó a entender qué es una buena nutrición. Pero, fuera del salón, en ese ambiente positivo fue que me eduqué por mi cuenta, y usé mi cuerpo como conejillo de indias en busca de una mejor alimentación.

Durante esos cuatro años del doctorado, aprendí, busqué libros sobre el tema, me rodeé de personas que también querían mejorar su nutrición y pagué para asistir a seminarios. Atlanta, siendo un espacio con tanta variedad de comida y oportunidad de aprendizaje, fue el mejor sitio para comenzar. Conocí los beneficios de una dieta orgánica y saludable, y visité muchos supermercados naturistas.

Dejé de tomar refrescos. Tan pronto lo logré, sentí muchos cambios positivos en mi cuerpo y en mi nivel de energía. Ese fue el primer paso en una larga lista de cambios a mi dieta. Poder comer saludablemente con un presupuesto estudiantil limitado me demostró que es algo posible y alcanzable. Cuando volví a Puerto Rico, continué mi camino hacia la buena nutrición. Por cierto, dejar de comer las delicias de mi islita fue un paso difícil, ¡y todavía me veo tentado si me ponen una libra de pan soba'o al frente! Pero lo bien que me siento a diario vale más que un momento de satisfacción pasajero.

Sé que existe mucha gente con ganas de mejorar, pero no encuentran por dónde empezar. Lo sé porque yo fui uno, y me hubiese gustado tener una guía, una luz que alumbrara mi camino al bienestar.

La meta de este libro es ayudarte a comenzar tu caminar para lograr ese cambio que tanto deseas, sin presión ni prejuicios. Espero que te dé las herramientas para dar ese primer paso en tu camino hacia una vida plena y saludable.

DR. JORGE JARROT SIERRA

LOS MITOS Y VERDADES SOBRE LA NUTRICIÓN

El mundo en el que vivimos nos permite buscar información sobre cualquier curiosidad que tengamos. Cuando tienes una pregunta, vas directo a Google y buscas la contestación. El problema con tener una fuente de información tan abierta es que cualquiera puede publicar lo que sea y hacerlo sonar legítimo.

Es posible que, mientras buscabas aprender más sobre nutrición y cómo ponerte en forma, hayas encontrado mucha información incorrecta. No te culpo, es tedioso estar pendiente de que lo que estás leyendo es correcto. A veces, hasta los mismos nutricionistas, doctores y otros profesionales son los que publican o defienden esta información fatula.

En esta sección te hablaré de algunos de los mitos nutricionales más repetidos y sus realidades.

> **Uno de los mitos que más escucho es que hay que eliminar los carbohidratos de la dieta para estar saludable y bajar de peso. La realidad es que los carbohidratos son una parte importantísima de la buena nutrición.**

La lógica de muchos es que dejar de comer carbohidratos contribuye a la pérdida de peso y a la buena alimentación, porque los carbohidratos terminan convirtiéndose en azúcar o glucosa. Pero, los carbohidratos son la gasolina del cuerpo, lo que te da energía día a día.

Los carbohidratos también cargan una variedad de nutrientes que tu cuerpo necesita para funcionar correctamente. Al dejar de comer carbohidratos, le estás negando a tu cuerpo una de las fuentes de energía más grandes y la nutrición necesaria para poder funcionar.

Si tu cuerpo no tiene carbohidratos, empieza a quemar grasa y proteína. Cuando lo único que tu cuerpo tiene para quemar y convertir en energía es grasa, se forman cetonas que llegan a la sangre y perjudican el cuerpo a la larga. La proteína no está hecha para ser una fuente principal de energía, así que al quemarla le estás quitando material a tus músculos y a otras células en tu cuerpo.

Un buen ejemplo de un carbohidrato saludable son los guineos. Están compuestos de 23% de carbohidratos, pero tiene un alto contenido de potasio, vitamina B6, almidón resistente y pectina. Un estudio del 2011 llevado a cabo por el *American College of Cardiology Foundation* concluyó que ingerir potasio ayuda al cuerpo a evitar derrames cerebrales y mantiene la salud cardiovascular. El almidón resistente tiene su nombre gracias a que resiste la digestión, pero a la vez ayuda a que el cuerpo digiera la comida correctamente.

Aclaro, estoy defendiendo los carbohidratos buenos que se encuentran en las frutas, los vegetales, granos integrales y las verduras. No son los que se encuentran en las galletas y bizcochos dulces que no tienen ningún tipo de valor nutricional.

> **Otro mito popular es la creencia de que todo lo que sea bajo en calorías o azúcar es una alternativa saludable.**

El problema con estas comidas procesadas es que, aunque dicen ser bajas en grasa, probablemente tienen mucha azúcar o algún otro ingrediente para compensar.

Puede que sí sea bajo en grasa o azúcar, pero la pregunta es, ¿en qué es alto?

Por ejemplo, veamos la mantequilla de maní baja en grasa. Cuando dicen que es baja en grasa pueden referirse a que en vez de dieciséis gramos de grasa, tiene doce. La diferencia no es mucha. Y para complementar, le añaden más azúcar y jarabe de maíz con alta fructosa (*high fructose corn syrup*).

Tratan de quitarle algo malo y le añaden el doble de otros ingredientes, así que termina siendo bajo en nada. Es mejor comerse la comida regular en porciones controladas y sin abusar. También recuerda leer las etiquetas siempre, y no dejarte llevar por lo primero que el empaque te dice.

> " El siguiente mito popular y peligroso es que mantener una dieta baja en calorías por tiempo ilimitado es saludable y te ayuda a perder peso. "

Es una realidad que las calorías se convierten en grasa que luego tienes que quemar, pero no puedes cortar todas las calorías de tu dieta. Para empezar, necesitas calorías para apoyar tres funciones principales del cuerpo: la tasa basal metabólica, la digestión y los niveles de actividad física.

La tasa basal metabólica es el número de calorías que necesita tu cuerpo para llevar a cabo las funciones básicas diarias. Esto incluye apoyar tu sistema nervioso, cardíaco, etcétera. La digestión usa calorías para metabolizar la comida que ingieres. Las calorías también apoyan tu nivel de energía para poder moverte.

Tener calorías de menos es igual de problemático que tener calorías de más. Si cortas todas las calorías de tu dieta, tu cuerpo se queda sin nada para trabajar. Y aunque pueda empezar a quemar grasa, no es sustentable y se te hará difícil mantenerte delgado.

No ingerir calorías suficientes también hace que tu metabolismo se afecte negativamente, y si tu metabolismo se pone lento, tu cuerpo deja de quemar grasa. Un metabolismo lento afecta la masa muscular.

La falta de calorías extrema provoca deficiencias nutritivas. Si no estás comiendo nada con sustancia, y en este caso la sustancia son las calorías, ¿de dónde sacas los nutrientes que tu cuerpo necesita?

Las calorías no son tu enemigo. Es cuestión de saber cuántas calorías ingerir y hacerlo de forma responsable. Todo en el cuerpo necesita un balance, en especial nuestro alimentación.

> "El último mito del que quiero hablar dice que si eres una persona delgada, estás saludable y no necesitas hacer nada. Esto es falso."

Que tu cuerpo tenga un buen metabolismo no significa que estés saludable. La forma en que nuestros cuerpos acomodan la grasa y la cargan es diferente dependiendo de la predisposición genética de cada uno. Por ejemplo, hay un sinnúmero de variables genéticas que pueden provocar que guardes la grasa en el interior de tu cuerpo, y no afuera.

De igual forma, no ser delgado no significa que tu salud esté en peligro. El índice de grasa corporal y las necesidades de cada cuerpo son individuales. La clave es mantener las vías de comunicación abiertas con profesionales de la salud y mantener un estilo de vida saludable que se adapte a tus necesidades.

El bienestar es un proceso personal. Aunque parezca que todos perdemos peso igual y nos alimentamos igual, la realidad es otra. No hay por qué hacer conjeturas sobre la salud de alguien solo por como se ven.

Aquí es donde fallan muchas de las personas que defienden estos mitos. No entienden que la salud se ve diferente para todo el mundo. Es importante que busques más allá de lo que lees. Pregúntate, ¿quién escribió ese artículo? ¿Hay alguna fuente confiable que pueda confirmar lo que estoy leyendo? Esto te ayudará a seguir los consejos que le suman a tu proceso, no los que le restan.

ENFÓCATE Y CAMBIA TU NUTRICIÓN

Notas:

DIETA Y ESTILOS DE VIDA

Al menos una vez en la vida, todos hemos dicho «el lunes empiezo», y nos hemos puesto a dieta. Por lo general, estas dietas son extremas, sumamente restrictivas y suelen durar muy poco, haciéndonos sentir culpables y fracasados en el intento. Se ha comprobado que este tipo de dietas no funciona y que puede terminar causando daños en el organismo y en la salud mental de las personas, e incluso, nos hacen recuperar el peso perdido rápidamente cuando dejamos de hacerlas.

Una dieta poco saludable y la falta de actividad física son los principales riesgos para la salud a nivel mundial.

No obstante, las dietas restrictivas son, en general, una falsa promesa para obtener un cuerpo delgado, ya que hemos construido una realidad donde la delgadez representa salud y belleza.

Muchas veces, creemos que la manera más fácil de lograr esto es privando al cuerpo de ingerir aquellos alimentos y nutrientes que entendemos aumentan la acumulación de grasa y ocasionan obesidad si los consumimos en exceso. Sin embargo, lo que estamos logrando realmente es perjudicar nuestra salud.

En esta sección exploraremos el concepto de *cultura de la dieta* y cómo resistirnos a esta, creando hábitos saludables que nos ayuden a lograr un peso ideal para nuestro cuerpo y bienestar.

Las diferencias entre nutrición, dieta y ponerse a dieta

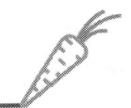

Para entender el papel que la cultura de la dieta juega en la sociedad y en nuestras vidas, es importante reconocer primero la diferencia entre nutrición, dieta y estar a dieta.

La nutrición se refiere a los alimentos que el cuerpo necesita consumir diariamente para que funcione de forma óptima. Esto incluye nutrientes que ya conocemos como carbohidratos, proteínas, grasas, fibra, minerales, entre otros. Necesitamos estos alimentos en una cantidad balanceada, y debemos vigilar consumirlos de fuentes lo más frescas y lo menos procesadas posible.

La dieta es la comida que una persona consume regularmente. Tanto el plato de ensalada, como el pedazo de pizza y el mantecado son parte de la dieta de una persona.

En cambio, cuando decimos que nos ponemos a dieta, decidimos escoger una dieta compuesta de alimentos o ingredientes específicos para lograr algún objetivo en particular, además de simplemente satisfacer el hambre. Bajar de peso, mantener un peso o índice de masa corporal (IMC) saludables, consumir alimentos más frescos o altos en ciertos nutrientes y crear nuevos hábitos alimenticios son algunas de las metas que nos proponemos al ponernos a dieta.

Entre las dietas específicas que conocemos hoy día están la dieta vegetariana, dieta cetogénica (keto), dieta vegana, y dieta libre de gluten.

Entendiendo la cultura de la dieta

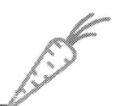

A pesar de que la dieta y la nutrición deben trabajar juntas para que las personas mejoremos nuestra salud y calidad de vida, es común que la alimentación reciba otras connotaciones o propósitos. Hemos aprendido a identificar algunos alimentos como buenos y otros como malos. También, solemos tener prejuicios sobre las personas obesas. Estas conductas son parte de pertenecer a la cultura de la dieta.

Pero, si la dieta es parte de nuestra cultura y nos ayuda a brindar a nuestro cuerpo los nutrientes que necesita, ¿a qué nos referimos entonces con el concepto de vivir en una cultura de la dieta?

La cultura de la dieta es un sistema de creencias que se enfoca y valora el peso, la forma y el tamaño del cuerpo por encima del bienestar general de los individuos.

La cultura de la dieta incluye patrones de alimentación estrictos y restrictivos que las personas dicen adoptar para estar más saludables, pero que en realidad giran en torno a la forma o el tamaño del cuerpo.

La *Asociación Nacional de Desórdenes Alimenticios* (NEDA por sus siglas en inglés) (2019) menciona algunas ideas erróneas representadas a través de la cultura de la dieta, y nos ofrece recomendaciones para transformar esa mentalidad de manera positiva. La cultura de la dieta estigmatiza la obesidad y el sobrepeso, y sugiere que las personas son más o menos buenas/dignas basado en el tamaño de su cuerpo.

Sin embargo, es importante recordar que la comida tiene muchos usos en nuestra sociedad y que todos los cuerpos son buenos, porque son el vehículo que nos lleva a vivir nuestra vida cada día. Debemos aprender a no asociar la salud y el valor de una persona únicamente con la delgadez, y a resistir la idea de manipular el tamaño de nuestros cuerpos solamente para alcanzar un ideal erróneo de salud y belleza creado por esta misma cultura de la dieta.

No olvidemos que las dietas que prometen resultados rápidos limitan la ingesta nutricional, pueden ser poco beneficiosas para el cuerpo y la mente, y tienden a fallar a largo plazo.

Logrando cambios en nuestro estilo de vida

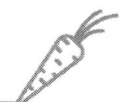

Además de combatir las ideas erradas que nos transmite la cultura de la dieta, existen otras acciones que podemos llevar a cabo para lograr un estilo de vida saludable a través de la alimentación.

La clave para lograr y mantener un peso ideal no se trata de cambios en la dieta a corto plazo. Se trata, entre otras cosas, de adoptar un estilo de vida que incluya una alimentación saludable, manteniendo un balance entre las calorías que consumimos y las que el cuerpo usa, actividad física de moderada a vigorosa de al menos treinta minutos por día y mantener un peso corporal saludable definido como un índice de masa corporal (IMC) normal de entre 18.5 y 24.9.

De hecho, investigaciones de la *Escuela de Salud Pública de Harvard* nos dicen que mantener hábitos sanos impacta de forma positiva la expectativa de vida de las personas. Las prácticas alimentarias saludables pueden comenzar desde que somos pequeños con la lactancia materna.

La *Organización Mundial de la Salud* (OMS) sostiene que la lactancia fomenta un crecimiento saludable, mejora el desarrollo cognitivo y puede tener beneficios para la salud a largo plazo, como reducir el riesgo de sobrepeso u obesidad y de desarrollar enfermedades no transmisibles en la adultez.

Sin embargo, nuestra salud no gira únicamente en torno a nuestro peso o a la comida, pues hay otros factores que debemos tomar en cuenta cuando decidimos cambiar nuestros hábitos. Además de modificar la alimentación y comenzar a ejercitarnos para lograr estar y sentirnos sanos y saludables, debemos dormir lo suficiente, vigilar y moderar la ingesta de alcohol, abstenernos completamente de fumar y siempre fomentar pensamientos positivos hacia nosotros mismos y hacia los demás.

Mirando la dieta de forma distinta

Una dieta saludable nos ayuda a proteger al cuerpo de desnutrición, así como de enfermedades no transmisibles como condiciones del corazón, diabetes, derrames cerebrales y cáncer. Es por esto que debemos ver en los alimentos su función nutritiva al momento de seleccionar lo que vamos a consumir.

Alimentarse de manera intuitiva y consciente es una alternativa orientada a la salud y no al tamaño del cuerpo. La alimentación intuitiva y consciente no se trata de privarnos o restringirnos de comer ciertos alimentos, sino de saber reconocer cuándo comer un alimento porque lo deseamos y cuándo decidir no comerlo porque estamos llenos.

Pero, ¿qué es en realidad alimentarse de manera intuitiva y consciente?

Un estudio realizado por Denny et al. (2013), describe la alimentación intuitiva como una alternativa más saludable, más efectiva y natural (en comparación con las estrategias actuales) que se ha propuesto como método de control de peso.

La alimentación intuitiva es un proceso que incluye ejercitarse para sentirse bien, aprender sobre los alimentos sin juzgarse o sentirse culpable por consumirlos, y respetar el cuerpo sin importar su forma o tamaño.

Mientras, la alimentación consciente es simplemente prestar atención a lo que consumimos para entender cómo se siente nuestro cuerpo respecto a los distintos alimentos, también sin juzgarnos o sentirnos culpables.

Estos conceptos no tienen nada que ver con el objetivo de bajar de peso y lograr una apariencia delgada, sino que están verdaderamente enfocados en la nutrición, bienestar y salud holística de las personas.

Nuestro proceso de alimentación debe tomar en cuenta nuestro apetito, nuestro gusto o preferencia por los alimentos, la accesibilidad de los productos y, claro está, la nutrición que estos nos proporcionan. Se trata de hacer un balance.

Un estilo de alimentación intuitiva y consciente nos ayuda a escuchar nuestro cuerpo y conectarnos con él para tomar las mejores decisiones a la hora de escoger alimentos. Este tipo de alimentación provee resultados a largo plazo y permanentes, en especial si lo que deseamos es adoptar hábitos sanos y un estilo de vida saludable.

Al momento de consumir alimentos que consideras malos, comienza a crear el hábito de pensar si eso que te vas a comer le hace bien a tu cuerpo y a tu mente en ese momento, y no te permitas evitarlo solo porque pienses que te hará ganar peso.

A medida que tu mentalidad se vaya transformando y enfocando en tu salud y bienestar, dejarás de pensar solamente en el tamaño de tu cuerpo y de sostener los sentimientos de culpa que nos ocasiona la mentalidad/cultura de la dieta.

> **Recuerda: salud no necesariamente es igual a estar delgado.**

Otros consejos para tomar en cuenta

Adoptar un estilo de alimentación intuitiva y consciente no significa que vamos a comenzar a comer todo lo que queramos sin control. En el proceso de conocer nuestro cuerpo y aprender sobre los alimentos, es importante trabajar para mantener un peso saludable - no un cuerpo delgado, sino un peso saludable de acuerdo con nuestro IMC.

Para lograrlo, el CDC recomienda hacer un plan de alimentación que se mantenga dentro de las necesidades calóricas diarias de cada persona y que incluya frutas, verduras, granos integrales y productos lácteos sin grasa o con poca grasa.

También, sugiere incluir carnes magras, aves, pescado, frijoles, huevos y nueces. Yo personalmente les digo que solo consuman estas alternativas si tienen manera de conseguirlas de fuentes humanitarias, sostenibles y ecoamigables.

Este plan de alimentación debe ser bajo en grasas saturadas, grasas trans, colesterol, sal (sodio) y azúcares añadidas. Puedes disfrutar de tus comidas favoritas, incluso si son ricas en calorías, grasas o azúcares añadidos. La clave es comerlos solo de vez en cuando y balancearlos con alimentos más frescos y saludables, y más actividad física.

La OMS recomienda los siguientes factores que debemos vigilar para garantizar que estemos ofreciendo a nuestro cuerpo los alimentos y nutrientes que necesita:

- Consumir una cantidad de calorías que haga un balance con las calorías que el cuerpo usa. La grasa total no debe exceder el 30% del consumo total de calorías por día.

- La cantidad de grasas saturadas debe ser menor al 10% del total de calorías y las grasas trans deben ser menos del 1%. Se debe aspirar a consumir solo grasas no saturadas y a eliminar las grasas trans producidas artificialmente.
- La cantidad de azúcar debe ser de menos del 10% del total de calorías.
- La cantidad de sal debe ser igual o menor de 5g diarios.

Es importante mantener la perspectiva de que un estilo de vida saludable no gira en torno a ser delgado o a dietas restrictivas. Vivimos en un mundo donde tenemos el privilegio de vernos más allá del tamaño de nuestros cuerpos y donde podemos incorporar distintas actividades que nos hagan sentir plenos.

Date la oportunidad no solo de comer bien, sino de mantenerte activo y dormir lo suficiente. Enfócate en actividades de bienestar tan simples como salir a caminar y entrar en contacto con la naturaleza. Descubre cuáles son las actividades que te causan alegría y buen humor. Proponte renunciar a pensamientos e ideas negativas que solo resultan en dañar tu salud física y mental.

Sobre todo, aprende a escuchar tu cuerpo y a entender todo lo que un balance en el consumo de distintos alimentos, mantenerte activo y crear hábitos saludables puede hacer por ti.

METABOLISMO

Imagina que tu cuerpo es un gimnasio donde la energía se encuentra transformándose constantemente dentro de tus células para mantenerte vivo. Ese proceso de transformación es impulsado por un sinnúmero de interacciones químicas, donde los alimentos que consumimos juegan un papel esencial.

Es muy común escuchar la palabra «metabolismo» cuando conversamos sobre pérdida de peso. Solemos escuchar, por ejemplo, que cuando nuestro metabolismo está acelerado nos resulta más fácil perder peso o viceversa, pero, ¿qué significa todo eso en realidad?

Para lograr que nuestro metabolismo trabaje a nuestro favor, es importante conocer cuál es su función en el organismo y qué hábitos o actividades del diario vivir interfieren en él. Nuestro cuerpo cuenta con habilidades increíbles para crecer, sanar y mantenerse vivo, y el metabolismo es parte importante de esos procesos.

Al finalizar esta sección podrás definir y explicar el metabolismo y su función, los factores que lo afectan y qué hábitos y terapias nos pueden ayudar a mantener un balance y lograr el bienestar.

¿Qué es el metabolismo?

El metabolismo es un conjunto de reacciones químicas que se encargan de mantener las células y los organismos vivos. Existe un sinnúmero de procesos metabólicos que se llevan a cabo al mismo tiempo, todos regulados por nuestro cuerpo, para mantener nuestras células funcionales y saludables. A través de esos procesos, nuestro cuerpo utiliza los nutrientes de los alimentos que ingerimos para convertirlos en energía.

> **Nuestro cuerpo necesita energía para hacer de todo, desde moverse hasta crecer y pensar.**

¿Cómo funciona el metabolismo?

A través del metabolismo, los nutrientes presentes en la comida se descomponen por enzimas (proteínas que estimulan reacciones químicas en los seres vivos) en el sistema digestivo. Luego, son llevados a las células a través de la sangre, donde se usan como energía.

Nuestro cuerpo utiliza tres nutrientes esenciales para funcionar, y el metabolismo depende de su disponibilidad para poder fabricar la energía que necesitamos. Estos nutrientes son hidratos de carbono (carbohidratos), lípidos (grasas) y proteínas, y están encargados de proveer al cuerpo, a través de la comida, elementos esenciales para su funcionamiento.

Esto quiere decir que, una vez comemos, el sistema digestivo convierte los carbohidratos en azúcares simples (como la glucosa), la grasa en ácidos grasos, y las proteínas en aminoácidos. Estas sustancias se usan como energía cuando el cuerpo lo necesita.

Catabolismo y anabolismo

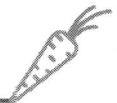

El metabolismo envuelve dos actividades que ocurren al mismo tiempo: anabolismo (metabolismo constructivo) y catabolismo (metabolismo destructivo).

El anabolismo se refiere al proceso a través del cual las moléculas se unen para formar otras más grandes y complejas. También, da soporte en el crecimiento de nuevas células, mantenimiento de tejidos y almacenaje de energía para uso futuro.

Por otro lado, el catabolismo es el proceso en el cual las moléculas se rompen para obtener la energía necesaria para toda actividad celular y el funcionamiento del cuerpo. Las células descomponen moléculas grandes (carbohidratos y grasas mayormente) para liberar energía, proveyendo combustible para el proceso de anabolismo.

El peso es el resultado de catabolismo menos anabolismo, es decir, la cantidad de energía que se libera menos la cantidad de energía que se utiliza.

Durante el proceso catabólico, se pierde tanto masa muscular como grasa, y durante el anabólico, se construyen y se mantienen. Es importante mencionar que, cuando las sustancias químicas complejas se rompen para convertirse en sustancias más simples, el cuerpo libera los desechos a través de la piel, los pulmones, los riñones y los intestinos.

¿Qué controla el metabolismo?

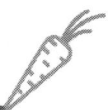

Algunas hormonas ayudan a controlar la velocidad del metabolismo, jugando un papel clave para determinar qué tan rápido o lento van las reacciones químicas del metabolismo en el cuerpo. Por ejemplo, el páncreas segrega hormonas que ayudan a determinar si la actividad metabólica principal del cuerpo es anabólica o catabólica. A pesar de ser un proceso complejo, una manera simple de describir el metabolismo es: un proceso que influye en cuán fácil nuestro cuerpo gana o pierde peso.

Aquí es donde entran las famosas calorías. Una calería es una unidad que mide cuánta energía un alimento en particular le brinda al cuerpo.

A pesar de que los alimentos altos en calorías brindan más energía al cuerpo, si se consumen demasiadas, se convierten en exceso de grasa corporal. Los carbohidratos, proteínas y grasas, así como las vitaminas y minerales que se encuentran en los alimentos, son parte esencial del metabolismo.

Las hormonas también juegan un papel importante en estos procesos. Al igual que el consumo en exceso o la falta de los nutrientes esenciales, cualquier desbalance o deficiencia hormonal también puede entorpecer el proceso del metabolismo y aumentar el riesgo de sufrir algún desorden o síndrome metabólico.

Desórdenes metabólicos

Cuando algún órgano deja de funcionar apropiadamente, podemos experimentar un síndrome metabólico. Esto no es otra cosa que un grupo de desórdenes metabólicos que ocurren como resultado de algún factor genético, deficiencia hormonal o de enzimas y consumo en exceso de algún alimento, entre otros.

El cuerpo no es capaz de utilizar o almacenar energía apropiadamente cuando se presenta alguno de estos desórdenes. Eso ocasiona una acumulación de sustancias tóxicas en el cuerpo o la falta de sustancias necesarias para su funcionamiento normal.

Dos desórdenes hormonales que solemos escuchar con frecuencia y que afectan el metabolismo son el hipertiroidismo y el hipotiroidismo. El primero aumenta la tasa metabólica basal (TMB), resultando en pérdida de peso, y el segundo la disminuye, ocasionando que la persona gane peso.

Según la investigación de Moore et al. (2017), la prevalencia de síndrome metabólico aumentó de 1988 a 2012 para cada uno de los grupos participantes en el estudio. Aumentó en más del 35% entre 1988–1994 y 2007–2012, elevándose de 25.3% a 34.2%. Esto confirma estadísticas publicadas por la *Asociación Americana del Corazón* en 2015, donde la prevalencia de síndrome metabólico aumenta de manera global y alrededor del 34% de la población adulta en Estados Unidos lo tiene.

Con la edad, los factores de riesgo y las deficiencias hormonales aumentan, haciendo que las condiciones de salud ya existentes se compliquen. O sea, un síndrome metabólico es en realidad un conjunto de factores de riesgo (tales como presión arterial alta, colesterol HDL bajo, triglicéridos altos, entre otros) que aumentan el riesgo de padecer condiciones serias como enfermedades del corazón y diabetes, y esta última es la más común.

Por esta razón, los tratamientos médicos están enfocados en controlar los factores de riesgo y ofrecer tratamientos dirigidos a las condiciones provocadas por estos. La Asociación Americana del Corazón (AHA, por sus siglas en inglés) (2016) nos dice que, si una persona presenta tres o más de los siguientes, podría presentar un síndrome metabólico:

- Obesidad abdominal (circunferencia de la cintura mayor de 40 pulgadas en hombres y mayor de 35 pulgadas en mujeres)

- Nivel de triglicéridos de 150 mg/dL (miligramos por decilitro de sangre) o mayor

- Colesterol HDL menor de 40 mg/dL en hombres o menor de 50 mg/dL en mujeres

- Presión arterial sistólica (número de arriba) igual o mayor de 130 mmHg, o presión arterial diastólica (número de abajo) igual o mayor de 85 mm Hg

- Glucosa en ayunas igual o mayor 100 mg/dL

Tasa metabólica basal (TMB)

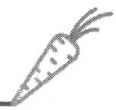

Ahora que sabes cómo funciona el metabolismo en tu cuerpo, seguramente te estás preguntado cuál es su rol en el proceso de ganar o perder peso y cómo lo podemos controlar. La cantidad de calorías que una persona «quema» en un día se afecta por la cantidad de ejercicio que realiza, la cantidad de grasa y músculo en su cuerpo y su tasa metabólica basal (TMB). Esta es una medida de la velocidad en la que el cuerpo de una persona «quema» calorías (energía) mientras está en descanso. La TMB también puede determinar la tendencia de una persona a aumentar de peso.

> **Nuestro cuerpo gana peso cuando comienza a almacenar exceso de energía en forma de grasa.**

Una TMB baja indica que la persona quema menos calorías mientras está en descanso, y viceversa. Por ejemplo, es probable que alguien con una TMB baja gane más libras de grasa corporal que una persona de peso similar que tenga una TMB promedio, que come la misma cantidad de alimentos y hace la misma cantidad de ejercicio.

La TMB puede verse afectada por factores genéticos, problemas de salud y composición corporal. Las personas pueden modificar su TMB llevando una vida físicamente activa, ya que esto, además de quemar más calorías, aumenta su TMB.

Nutrientes esenciales: carbohidratos, proteínas y grasas

Se recomienda mantener un balance en nuestra dieta para garantizarle a nuestro cuerpo la cantidad de nutrientes esenciales que necesita.

Para esto, es importante que entendamos su función individual en el proceso metabólico.

Como mencionamos anteriormente, los carbohidratos, proteínas y grasas se digieren en el intestino, se descomponen y se transforman en azúcares, aminoácidos, y ácidos grasos y glicerol respectivamente.

Los carbohidratos son una excelente fuente de energía y son combustible para el cerebro y el sistema nervioso. Se presentan en forma de almidón y de azúcar.

El almidón es un carbohidrato complejo, y podemos encontrarlo en alimentos como cereales, granos, pastas, arroz, harinas y verduras. El azúcar es un carbohidrato simple y lo encontramos en frutas, jugos, leche, miel, postres y dulces. La energía de los alimentos con almidón es más duradera que la que proveen los carbohidratos simples, que proporcionan energía rápida.

La proteína, por su parte, se compone de aminoácidos, provee energía y es necesaria para que el cuerpo produzca nuevas células, mantener y reconstruir músculos, transportar otros nutrientes y dar soporte al sistema inmunológico. Su naturaleza molecular es más compleja, por lo que son una fuente más lenta y duradera de energía en comparación con los carbohidratos.

Algunos alimentos que contienen proteínas son la carne, pescado, aves, los lácteos, huevos, soya, nueces y granos. Consumir alimentos altos en proteína puede acelerar nuestra TMB, aumentando la cantidad de calorías que «quemamos».

Por último, las grasas son fuentes concentradas de energía que ayudan a formar la estructura de las células, ayudan a sostener y proteger los órganos internos, absorben vitaminas (solubles en grasa) y almacenan energía de reserva.

Ya que las grasas son una mayor fuente de energía, nos ayudan a sentirnos satisfechos después de las comidas. Algunas grasas se producen en el cuerpo y otras se obtienen de los alimentos que ingerimos:

1. Grasas no saturadas- aportan beneficios al cuerpo y provienen de plantas (aceites vegetales, nueces, semillas...)

2. Grasas saturadas- provienen mayormente de los animales (carnes, quesos, lácteos...), pero también se encuentran en alimentos de origen vegetal como el coco. Pueden ser dañinas si se consumen en exceso, y están asociadas al colesterol.

3. Grasas «trans»- son grasas fabricadas por el hombre para dar cierto sabor, textura y duración a los

alimentos, y pueden tener efectos dañinos en el cuerpo aun cuando se consume en pocas cantidades.

La guía *Healthy Eating Plate* de la *Escuela de Salud Pública de Harvard* recomienda vigilar el tipo de carbohidratos que se consume, en lugar de vigilar la cantidad. También aconseja evitar las bebidas azucaradas y utilizar aceites saludables, aunque no establece un máximo en el porcentaje de calorías a consumir.

Sugieren dividir nuestro plato de comida de la siguiente manera: ½ del plato con vegetales y frutas variados (¡las papas no cuentan por su impacto negativo en la azúcar en la sangre!), ¼ del plato con granos enteros y ¼ del plato con proteína. Por último, nos exhortan a consumir aceites provenientes de plantas en moderación, tomar agua, café o té (limitando los jugos y productos lácteos) y, muy importante, mantenernos activos.

El metabolismo y la medicina integral

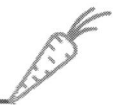

Además de las recomendaciones mencionadas, para prevenir y reducir los riesgos de padecer un síndrome metabólico se sugiere: reducir el peso; aumentar la actividad física; comer una dieta saludable para el corazón que sea rica en granos enteros, frutas, verduras y pescado; y trabajar con el médico para controlar la glucosa, el colesterol y la presión arterial (AHA, 2016).

Aunque muchas condiciones de salud asociadas al metabolismo se tratan de controlar con medicamentos y otros procedimientos médicos, es importante saber la disponibilidad de terapias alternativas para acelerar nuestro metabolismo y que este trabaje a nuestro favor.

La medicina alternativa, mejor conocida como medicina integral, abarca todos los factores que influyen en la salud, además de la salud física y las enfermedades; toma en cuenta los aspectos espirituales, mentales y sociales. Es importante saber que estas prácticas no rechazan la medicina convencional, y están basadas en investigaciones y evidencias científicas.

Algunas prácticas de la medicina integral incluyen el uso de productos y suplementos naturales, ajuste quiropráctico, meditación, yoga, acupuntura, aromaterapia, musicoterapia, entre otros.

La medicina integral puede ayudar a pacientes con condiciones serias o crónicas para disminuir sus síntomas y mejorar su calidad de vida, y el caso del metabolismo no es la excepción.

Un estudio realizado por Ogura et al. (2011), demostró la presencia de cambios metabólicos cerebrales regionales, así como reducción del tono muscular y la disminución de la intensidad del dolor después de una manipulación espinal realizada por un quiropráctico.

El cuidado quiropráctico no solo elimina el dolor en general, sino que incentiva una vida más activa. Si eliminamos nuestro dolor físico, nos podemos mover más libremente y, como consecuencia, aceleramos nuestro metabolismo. Esta y las demás prácticas de la medicina integral, a la misma vez que ayudan a disminuir síntomas de inflamación o de ansiedad, por mencionar algunos ejemplos, ayudan a prevenir y controlar de forma natural y holística los factores de riesgo en beneficio de nuestro organismo.

Notas:

DR. JORGE JARROT SIERRA

LA QUIROPRÁCTICA Y TU SISTEMA NERVIOSO Y DIGESTIVO

¿Sabías que a través del cuidado quiropráctico podemos regular o estabilizar nuestro sistema digestivo?

El cuidado quiropráctico ayuda a eliminar cualquier actividad irregular en nuestro sistema nervioso. Cuando el sistema nervioso no funciona apropiadamente, puede interferir con el funcionamiento óptimo de otros sistemas de nuestro cuerpo, como el digestivo, por ejemplo.

En esta sección podrás entender en qué consiste nuestro sistema nervioso, cómo trabaja y cómo se relaciona con la digestión. También, podrás identificar cómo el cuidado quiropráctico ayuda a estos dos sistemas a llevar una relación saludable y efectiva que resulte en nuestro bienestar.

¿Qué es el sistema nervioso?

El sistema nervioso es una red compleja de nervios y células (neuronas) que llevan distintas señales y mensajes a través del organismo. Las neuronas se encargan de coordinar las acciones del organismo por medio de señales químicas y eléctricas. Dichas señales transitan desde nuestro cerebro y cordón espinal hacia las distintas partes del cuerpo.

Es como la carretera principal para las instrucciones de nuestro organismo. Esta carretera se divide en dos partes principales: el carril expreso, o el sistema nervioso central (cerebro y cordón espinal) y las bocacalles, o el sistema nervioso periférico (ramificaciones de nervios que salen del cordón espinal y se extienden por todas las partes del cuerpo).

Tanto el cerebro como el cordón espinal están protegidos por hueso: el cráneo protege el cerebro y las vértebras protegen el cordón espinal. Otros órganos asociados al sistema nervioso son los ojos, oídos, órganos relacionados al gusto, órganos relacionados al olfato y receptores sensoriales localizados en la piel, músculos, articulaciones, etcétera.

Dentro de este complejo sistema se encuentra el sistema nervioso voluntario (autónomo) y el sistema nervioso involuntario (somático). El sistema nervioso voluntario controla las cosas de las cuales somos conscientes, como el movimiento, por ejemplo. Ese es el que sabemos que funciona, y a ese le decimos qué queremos hacer.

El sistema nervioso involuntario regula los procesos del cuerpo que nos pasan desapercibidos, como los latidos del corazón, la respiración y los procesos metabólicos. Ese funciona solito, y todos tenemos la esperanza de que esas cosas que se supone que pasen, pasen.

Tanto el sistema nervioso central como el periférico tienen partes voluntarias e involuntarias. Según explica un artículo del *Instituto para la calidad y eficiencia en el cuidado de salud* (2009), el sistema nervioso involuntario se compone de tres partes:

- Sistema nervioso simpático- prepara al cuerpo para actividad física y mental (controla los latidos del corazón, abre las vías respiratorias e inhibe la digestión)

- Sistema nervioso parasimpático- es responsable de las funciones corporales cuando estamos en reposo (activa los procesos metabólicos y estimula la digestión)

- Sistema nervioso enteral- regula los movimientos intestinales durante la digestión

Funcionamiento del sistema nervioso

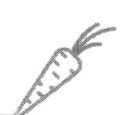

Imagina el sistema nervioso como un centro de llamadas, donde tu cerebro es la computadora que controla y registra toda comunicación, y los nervios actúan como la red que envía mensajes del cerebro al cuerpo y viceversa. Un ejemplo simple de estas comunicaciones sería lo que sucede cuando tocamos algo caliente.

¿Sabes por qué pegas un salto y rápido te soplas los dedos? Los nervios envían la información desde los dedos hasta el cerebro para percibir la sensación de calor, estimular el movimiento de retirar los dedos y así evitar quemarnos.

Existen distintos tipos de nervios que actúan en distintas situaciones:

1. Nervios sensoriales- reaccionan a estímulos externos y nos permiten sentir frío, calor, etcétera. Estos detectan las sustancias que consumimos también.
2. Nervios motores- coordinan movimientos voluntarios, dirigen las actividades de las glándulas digestivas y estimulan la contracción de los músculos (peristalsis).
3. Nervios autónomos- controlan los movimientos involuntarios del cuerpo como la respiración y la digestión.

A través de la comunicación de las neuronas, el sistema nervioso crea conexiones que afectan la forma en que pensamos, nos movemos, aprendemos y nos comportamos.

Además de las neuronas, el sistema nervioso necesita de las células gliales, las cuales mantienen unida la red neuronal propiciando una conexión entre los estímulos y nuestra mente. Estas proveen soporte estructural y metabólico a las neuronas. O sea, las neuronas son el bateador, el *pitcher* y el *catcher*. Las gliales son el resto del equipo.

Enfermedades del sistema nervioso

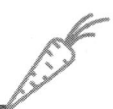

El sistema nervioso es vulnerable a un sinnúmero de desórdenes. Se puede afectar por algún trauma, tumores, interrupción del flujo sanguíneo, infecciones, entre otros. Seguramente conoces los siguientes desórdenes que afectan el sistema nervioso:

1. Dolor de cabeza
2. Accidente cerebrovascular (derrame o stroke)
3. Meningitis
4. Perlesía cerebral
5. Epilepsia
6. Parkinson
7. Esclerosis múltiple
8. Alzheimer

Aunque muchos de estos desórdenes comparten síntomas similares, cada uno de ellos se experimenta de forma distinta. Algunos de estos síntomas pueden ser dolores de cabeza inusuales o persistentes, pérdida de la memoria, debilidad, convulsiones, dificultad en el habla, entre otros.

Los especialistas encargados de diagnosticar estos desórdenes se conocen como neurólogos, neurocirujanos, neuro-radiólogos y neuro-fisiatras (especialistas en rehabilitación por desórdenes neurológicos). Estos especialistas utilizan exámenes, pruebas e imágenes radiológicas para evaluar el funcionamiento del cerebro y de los nervios. Los desórdenes del sistema nervioso generalmente son tratados con medicamentos y, en ocasiones, estos especialistas recomiendan cirugías.

Sin embargo, en sus etapas tempranas, el quiropráctico puede atender y mejorar estas condiciones con estimulación cerebral o de la columna, en conjunto con la terapia física (rehabilitación).

En el caso de desórdenes vasculares (*stroke*), un estudio publicado en el 2019 (Holtz et al) comprobó que pacientes con debilidad en los flexores plantares luego de un ataque cerebral obtuvieron una mejoría significativa en tono muscular y función cortical luego de una sola sesión quiropráctica.

Relación del sistema nervioso y digestivo

Una de las funciones del organismo controladas por el sistema nervioso es la digestión. Nuestro sistema gastrointestinal tiene su propio sistema nervioso: el sistema nervioso entérico.

Este se comunica con el sistema nervioso central a través del sistema nervioso parasimpático y el simpático, y está compuesto por neuronas, células de apoyo y una barrera de difusión. Muchas palabras raras, ¿verdad? Lo importante es que estas neuronas están a cargo del sistema gastrointestinal y permiten que ocurran los reflejos.

El sistema digestivo cuenta con un sistema complejo de movimiento de alimentos y secreciones, regulados por un sistema de reflejos que trabajan en conjunto. Estos reflejos llevan a cabo funciones como ocasionar reacciones a la comida, ayudan al sistema nervioso entérico a actuar rápida y efectivamente, reaccionan a movimientos digestivos y cambios químicos, estimulan la evacuación y liberan proteínas digestivas, entre otros.

Beneficios del cuidado quiropráctico

Ya sabemos que el sistema nervioso central (cerebro y médula espinal) se comunica con el resto de las partes del cuerpo a través de los nervios. Este sistema está protegido por huesos: el cráneo y la columna vertebral. Los quiroprácticos utilizan la manipulación espinal como tratamiento para la alineación adecuada de la estructura músculo-esqueletal del cuerpo, en especial la columna vertebral. Esto, en muchos casos, permite que el cuerpo sane sin recurrir a una cirugía o ingerir medicamentos.

La manipulación se utiliza para restablecer la movilidad afectada por alguna lesión causada por eventos traumáticos (caídas, estrés constante o postura inadecuada).

> Conociendo cómo trabaja y en qué consiste el sistema nervioso, resulta más sencillo relacionar la importancia y el impacto del cuidado quiropráctico en este y sus beneficios para nuestro cuerpo.

A pesar de que el cuidado quiropráctico no se enfoca en tratar o curar enfermedades y condiciones específicas, un ajuste quiropráctico ayuda a optimizar la comunicación del sistema nervioso central y el funcionamiento de los órganos a través de una mejor alineación y movilidad de la columna vertebral.

Al ayudar al sistema nervioso a funcionar mejor a través del ajuste quiropráctico, estamos contribuyendo a que todos los órganos del cuerpo funcionen mejor. Un estudio realizado por Welch y Boone (2008) sugiere preliminarmente que los ajustes cervicales pueden dar a lugar respuestas en el sistema nerviosos parasimpático, mientras que el ajuste torácico da lugar a respuestas en el sistema nervioso simpático.

Se ha demostrado que corregir y mejorar la función del sistema nervioso resulta en el mejoramiento de muchos problemas neurológicos, sin embargo, la atención quiropráctica puede ayudar con otros desórdenes y síntomas. Hay muchas funciones que se ven afectadas por el funcionamiento anormal de los distintos sistemas del cuerpo. Entre estas resaltan el metabolismo y el proceso digestivo.

Cuando la columna vertebral no está alineada correctamente, ejerce presión sobre el sistema nervioso, ocasionando un fuerte dolor o molestia. Por otro lado, cuando está bloqueada u obstruida, las neuronas no pueden comunicarse entre sí adecuadamente. Esta desalineación, conocida como subluxación espinal, podría comprimir los nervios espinales, causando muchos problemas y condiciones de salud.

Estudios recientes proveen información valiosa e importante sobre cómo un ajuste quiropráctico puede ayudar a corregir disfunciones del sistema nervioso. Al ser eliminadas por el ajuste, se puede restaurar la comunicación entre los sistemas del cuerpo y el funcionamiento de los órganos.

Notas:

DR. JORGE JARROT SIERRA

MALOS HÁBITOS ALIMENTICIOS Y FAMILIARES

Como familia, los hábitos alimenticios se comparten inevitablemente. Con la prisa del día a día es fácil caer en un ciclo de malos hábitos. Muchas veces ni cuenta nos damos de lo que estamos haciendo, y luego nos preguntamos, «¿qué pasó?». Para poder arreglar estos hábitos, hay que identificarlos primero.

Los malos hábitos muchas veces se esconden en la conveniencia. Como por ejemplo, cuando te levantas tarde y tienes que llevar a los nenes a la escuela, es más fácil parar en algún *fast food* o darles un bocado pequeño que darles el desayuno completo que necesitan. Estas cosas pasan, pero se pueden evitar.

Hay familias en las que, aunque vivan todos bajo el mismo techo, tienen vidas aparte. Así que, todos comen lo que sea por su cuenta sin pensarlo dos veces. Pero, ¿no sería mejor que planificaran en conjunto qué comer durante la semana?

Sugiero que la familia se reúna el fin de semana para preparar un menú saludable que pueden usar como leyenda para comer de lunes a viernes. Una pizarra que todos puedan ver y donde puedan apuntar qué quieren comer resulta muy conveniente.

Este ejercicio de crear una lista con los ingredientes necesarios y las comidas ya planificadas le quita el aspecto ansioso a decidir qué comer. Aunque es común que nadie esté de acuerdo, tengan hambre y entre una cosa y otra terminen comprando una pizza o algo de algún *fast food,* la planificación puede ayudar a evitar estos problemas.

Como padres, esta es una buena forma de tener control sobre lo que tus hijos consumen, desde el desayuno hasta las meriendas. Crear buenos hábitos es responsabilidad de todos. Envuelve a tu familia en la cocina, ponlos a ayudarte y a aprender cómo cocinar saludable por su cuenta.

Una vez se siembra la semilla de comer bien, en casa o donde sea, la costumbre sigue creciendo hasta que se convierte en la norma. Mientras mejor coma tu familia, mejor les va a ir en su día a día y en sus actividades.

Este hábito de planificar las comidas también evita que todos caigan en **un mal hábito común: saltarse el desayuno, la comida más importante del día.**

¿Por qué le llamamos la comida más importante? Porque es la comida que te da energías al comienzo de tu día. Muchos la saltan porque quieren bajar de peso o simplemente por la prisa. El desayuno es la comida que le da las calorías necesarias al cuerpo para poder continuar moviéndose. Cuando brincas el desayuno, tu cuerpo se agarra a las calorías pasadas que debería estar quemando, lo cual resulta en un aumento de peso.

Como familia, es importante tener un momento para el desayuno en la mañana no solo por sus beneficios físicos, sino también mentales. Es el momento perfecto para planificar el día y prepararte para el resto. No veas el desayuno como una tarea, velo como echarle gasolina al carro cuando el tanque está vacío.

Otro mal hábito relacionado es comer durante en el día sin mirar el reloj, mientras ven televisión o están distraídos. Es común que queramos ver televisión mientras comemos, o hacer cualquier otra actividad para distraernos del día y las labores. Cuando comes distraído, no estás consciente de lo que entra a tu cuerpo, y te puedes quedar con hambre. Es mejor para ti concentrarte en lo que comes y hacer lo que quieras luego.

> **" Haz de tus comidas un momento planificado y sagrado. "**

Cuando llega el fin de semana, estamos todos en casa y no hay mucho que hacer, la comida se convierte en el pasatiempo perfecto. Tenemos que tener en cuenta que estar aburridos no es igual a tener hambre. Mantén un horario de comida firme, con platos principales y meriendas ya planificadas para ciertas horas del día. De esta forma, la familia solo come lo que necesita, y no usa el acto de comer como un pasatiempo que se puede salir de control.

Dejarte llevar por el letargo también es un mal hábito. Complementa tu buena alimentación con alguna actividad física. Corre bicicleta, haz ejercicios en casa, etcétera.

La ansiedad con la comida es común, pero si logramos usar todas esas energías para algo más, podemos regular el cuerpo y sus costumbres poco a poco. Si le damos al cuerpo lo que necesita, tres buenas comidas y tres meriendas saludables, con el tiempo el cuerpo deja de sentir ansiedad y la necesidad de llenar un vacío mental.

¿Quieres evitar una comida específica? No la compres. No traigas a la casa comidas que te pueden tentar a desviarte de tus buenos hábitos alimenticios. Al contrario, compra las comidas que te hacen falta y busca meriendas saludables. Ponlas en sitios obvios para que no olvides que las tienes, y úsalas cuando te den antojos. ¡Entrena tu cuerpo y tu mente!

Otra mala costumbre es tomar de todo menos agua, cuando realmente deberías estar bebiendo agua solamente. Tómala en cualquier momento del día, no esperes a sentir sed. El cuerpo necesita por lo menos dos o tres litros de agua al día para funcionar correctamente. En la casa, con tu familia, sugiere que tomen agua antes de tomar algún jugo o refresco que tiene demasiada azúcar. El agua beneficia todas tus funciones corporales y te mantiene hidratado.

Los malos hábitos alimenticios y familiares no son difíciles de identificar si observamos con cuidado lo que hacemos. Si analizas tu estilo de vida y el de tu familia, y sientes que hay algo más que se podría estar haciendo en alguna situación, no está de más explorar los beneficios de las otras opciones. No porque algo sea cómodo y fácil significa que debería ser la única forma de hacer algo.

El bienestar es un asunto familiar. Si uno hace el cambio, todos lo pueden hacer y apoyarse en el camino. Las familias saludables no tienen límite, te lo digo yo, que vengo una familia comprometida con la salud y la buena alimentación.

Notas:

DIABETES

Vemos casos de diabetes tan a menudo que ya entendemos lo que eso implica, aunque no sepamos qué es exactamente. La diabetes, en términos bien generales, es un problema con la producción de insulina en el cuerpo que afecta los niveles de azúcar en la sangre.

Esto significa que una gran mayoría de la gente a nuestro alrededor tiene una condición que, aunque a veces es congénita (diabetes tipo 1), usualmente es la consecuencia de malos hábitos alimenticios e insuficiencias físicas, dos aspectos que son totalmente reversibles.

A diferencia de la diabetes tipo 2, que se desarrolla en cualquier momento de la vida, los que tienen diabetes tipo 1 nacieron con ella, no tiene cura y no es común. Solo existen 200,000 casos de diabetes tipo 1 al año (*Mayo Clinic* 2019). Se puede mantener bajo control con un buen régimen alimenticio y regulación de la insulina que el cuerpo necesita.

Aunque la diabetes tipo 1 es una condición que no se puede ignorar, también es increíblemente preocupante ver que la diabetes tipo 2 cobra muchas vidas, siendo una condición que se puede evitar y que es reversible.

Debemos considerar seriamente la manera en que nuestras acciones diarias afectan nuestra salud. Entiendo que el tren de vida a veces no tiene ninguna parada, pero tenemos que detenernos y darle el mantenimiento adecuado a las vías para poder seguir moviéndonos hacia adelante.

Una de las cosas que tenemos que hacer todos los días sin falta es comer. Es fácil optar por las opciones convenientes para saciar el hambre. Puedes parar en la esquina y comprar un *hamburger* que te llena, tomarte una soda, y seguir andando. Entiendo, es a lo que nos han condicionado toda la vida. Es por esto que debemos reprogramar la forma en que comemos y lo que comemos, para poder mantener un nivel sano de insulina.

> No es sencillo. Pero, tomar un momento para pensar y hacer un cambio consciente en la dieta crea un hábito que a la larga se convierte en tu estándar de vida.

Cuando algo anda mal con nuestra producción de insulina, empezamos a ver inconsistencias con la glucosa, que es la azúcar que circula en la sangre. Estas inconsistencias se pueden descubrir a través de una prueba de azúcar, la cual es tan común que cualquiera se la puede pedir a su médico.

De hecho, recomiendo que la pidas si tienes más de cuarenta y cinco años, estás sobre peso, tienes familia cercana que padece de diabetes tipo 2 o haces ejercicio menos de dos a tres veces por semana.

Véase que estar sobre peso no significa estar «gordo» y ya. Significa estar sobre el peso adecuado, y ese peso varía de persona en persona. Controlar el peso depende de calcular y hacer un compromiso de bajar al menos el 5% de la masa corporal primero, y luego partir de ahí. ¡Nunca deberíamos empezar a perder peso a lo loco y sin el conocimiento adecuado!

La prueba de azúcar usualmente se lleva a cabo en ayuno. Si en la prueba se puede ver un nivel de glucosa en la sangre de 100 miligramos por decilitro (mg/dl), se considera normal. Un nivel de glucosa en sangre en ayunas de entre 100 y 125 mg/dl se considera prediabetes.

La prediabetes es lo que sucede cuando los niveles de glucosa en la sangre están descontrolados, pero no lo suficiente para llamarlo diabetes tipo 2. No significa que no sea una etapa seria en la que se debe considerar perder peso y volverse más activo. Repito, esos dos cambios pueden evitar provocar una condición con montones de ramificaciones que atentan contra tu vida.

Uno de los aspectos más críticos de la prediabetes es que la puedes tener sin darte cuenta. No tiene síntomas, así que puedes estar en riesgo y nunca enterarte, a menos que esa prueba de sangre se lleve a cabo.

Las personas con prediabetes tienen un riesgo significativamente mayor a desarrollar diabetes tipo 2 y enfermedad cardiovascular, lo que puede llevar a ataques del corazón y derrames. En Estados Unidos hay más de 84 millones de personas con prediabetes, y el riesgo es mayor en la población masculina (NIDDK 2017).

La prediabetes es el aviso antes de la tormenta. No se puede ignorar por mucho tiempo, porque puede empeorar bien rápido y sin que te des cuenta.

Suena serio porque es serio. Tu salud te mantiene de pie, contribuye a tu desempeño y tu vida en general. No eres ni haces nada sin tu salud. Así que, ¿por qué no tomar los pasos necesarios para seguir teniendo una vida plena, llena de energía y saludable?

Además, hay que tener en mente las complicaciones que la diabetes tipo 2 puede desarrollar. Como todo, si no prestamos atención, tu cuerpo cambia en un abrir y cerrar de ojos, y las consecuencias no son agradables.

Muchos no saben por dónde empezar, y es normal. Estamos acostumbrados a ciertos tipos de comida, y hacer cambios drásticos es complicado. Pero de nuevo, poco a poco se puede.

Empieza a integrar comidas altas en fibra como vegetales, nueces, habichuelas y cereales integrales a tu dieta. Como sabemos, la fibra ayuda a regular cómo digieres la comida y regula la azúcar en la sangre, que es la función de la mayoría de las comidas que debes ingerir. Siempre busca alejarte de las comidas que sean demasiado dulces o con alto contenido de azúcar (NIC 2015).

El pescado también es parte del grupo de comidas recomendadas. El salmón y las anchoas tienen un alto contenido de omega-3 DHA y EPA que, entre muchas cosas, mejoran el funcionamiento de las arterias después de comer y protegen las células (Spritzler 2017).

No nos podemos olvidar de las grasas buenas, que ayudan a reducir los niveles de colesterol. ¡No todos los derivados de la leche son malos! La mantequilla natural que se produce con leche orgánica de vacas en pastoreo provee vitamina K2, que contribuye a la salud de los huesos. Además, es alta en ácido linoleico conjugado (CLA por sus siglas en inglés), que ayuda a bajar el nivel de grasa en el cuerpo y tiene propiedades anticancerígenas. Tiene además Omega 3 y butiratos, que ayudan a reducir la inflamación y a mejorar la digestión. Si vas a usar aceites (los aceites que uses deben ser prensados en frío), tus mejores opciones son el aceite de semilla de uva, el de coco y el aceite de oliva (este último no se debe usar en temperaturas altas).

> *Le quiero dedicar un tiempo especial a los carbohidratos. Muchas dietas se concentran en evitar los carbohidratos completamente, y eso es incorrecto. De los carbohidratos es que sale la energía que necesitamos en el día a día.*

Es importante que reconozcamos que nos hacen falta, son parte de la buena nutrición (HHP 2015). El miedo que te han inculcado no es real.

El arroz que no es blanco, las papas, el pan de harinas integrales, la avena, todos estos son igual de importantes que el resto. Solo recuerda que hasta lo bueno puede ser dañino en altas cantidades. Todo se trata de tener un balance que contribuya a tu bienestar.

Nos decimos «yo puedo comerme un poquito de *fast food* de vez en cuando». Pero el «de vez en cuando» se convierte en una rutina bien fácil. Con el tiempo, inevitablemente se llega a la diabetes. La diabetes puede causar que empieces a tener problemas con la vista hasta que la pierdas por completo. También, puede causar daños nerviosos. Tener problemas con los nervios incluye hormigueo, dolor, pérdida de sensibilidad y ardor. Puede provocar úlceras en la piel, y una vez esto sucede, aumenta el riesgo de que las extremidades tengan que amputarse.

Como todos somos diferentes, los planes de ejercicio y alimentación sana puede que no sean suficiente para algunos cuando se trata de controlar la diabetes tipo 2. Es entonces que la mayoría de los doctores recomiendan medicamentos para asistir en el proceso. El problema con eso es que los medicamentos que se recetan para tratar la diabetes tipo 2 son sumamente dañinos para otras partes del cuerpo.

Algunos efectos secundarios de la metformina, uno de los fármacos recetados comúnmente, son vómitos, diarrea, pérdida de apetito y náuseas. También, aumenta el riesgo de anemia, aumenta los dolores de cabeza, y advierten que se debe cesar el uso cuando se sienten dolores en el pecho o aparecen sarpullidos.

Como detallé en mi primer libro, *ENFÓCATE Y CAMBIA TU SALUD*, la quiropráctica es una alternativa al tratamiento tradicional que no depende de fármacos, y puede tratar tu condición de diabetes sin causar otras.

En conclusión, mantén control sobre tu alimentación y actividad física, ve al quiropráctico, y pide que revisen tus niveles de azúcar en sangre periódicamente. La diabetes tipo 2 es previsible, y si ya la tienes, es tratable.

Notas:

INGREDIENTES QUE DEBEMOS EVITAR

Esta sección es una repetición de parte del capítulo *Comidas cancerígenas* de mi primer libro, *ENFÓCATE Y CAMBIA TU SALUD*. Entiendo que es sumamente necesario recalcar esta lista, especialmente al concentrar nuestros esfuerzos en el área de la nutrición.

#1. Azúcar

El azúcar es un carbohidrato soluble que se encuentra en el estado natural de muchas comidas como las frutas y algunos vegetales. Hay varios tipos de azúcares simples como la glucosa (dextrosa), fructosa y galactosa. La sucrosa, que es la que encontramos en el azúcar refinada (de caña o de remolachas), junto con la lactosa (leche) y la maltosa (granos), son combinaciones de azúcares simples.

No importa qué tipo de azúcar consumas, todas causan cambios en el cuerpo humano, y si hay un exceso, se guardan como tejido adiposo o grasa. Todas las azúcares añaden calorías vacías a nuestra dieta y afectan los niveles de la sangre. Todas pueden causar obesidad, caries, problemas cardíacos, problemas del hígado, alta presión, diabetes, demencia senil, degeneración macular y aumentan la acidez del sistema, contribuyendo al desarrollo de células cancerosas.

Las azúcares alimentan hongos dañinos en nuestro sistema, tal como la cándida. El aumento de triglicéridos causado por las azúcares pueden causar a su vez daños al sistema inmunológico.

Entre todos los tipos de azúcar, la fructosa es la menos dañina, ya que en vez de ser transportada a las células por medio de la insulina, como la glucosa, y convertirse en grasa, la fructosa va al hígado, donde el exceso se convierte en triglicéridos.

Sin embargo, aún la fructosa debe mantenerse en niveles relativamente bajos, y su consumo debe provenir de alimentos naturales como frutas y vegetales. La cantidad de fructosa consumida al día no debe pasar de un 25%.

El problema mayor viene del azúcar que se añade a las comidas y que está por todos lados. Sabemos que hay azúcar añadida en postres, cereales, jugos empacados y jaleas. Pero, muchas veces no entendemos cuánta azúcar se añade a salsas como la marinara, al yogur, embutidos, aderezos de ensalada, bebidas energizantes, kétchup, sodas y casi todas las comidas empacadas. Lo peor es que éstas son las azúcares que hay que evitar, porque no tienen ningún valor nutricional.

> "Según la Asociación Mundial de la Salud, el consumo de azúcar añadida no debe sobrepasar el 10% del consumo total diario."

¿Y qué hacemos cuando queremos endulzar algo? Debemos recurrir a opciones como la estevia y la miel cruda. La estevia (*Stevia*) ocurre naturalmente en una planta que pertenece a la familia de los girasoles, y sus efectos en los niveles de glucosa en la sangre son muy pocos. La miel cruda produce el sabor dulce gracias a una mezcla de compuestos, minerales y más. Sus efectos sobre los niveles de glucosa en la sangre son mínimos, y además tiene un efecto antiinflamatorio y mejora los lípidos en la sangre.

¿Qué tal los endulzantes artificiales? ¿Y el agave?

Desgraciadamente, el agave que podemos encontrar en el supermercado es tan refinado y procesado que, aunque originalmente proviene de un cactus, es tan dañino como el jarabe de maíz de alta fructosa. Los endulzantes artificiales como la sucralosa, el aspartame y la sacarina todos tienen infinidad de estudios que comprueban que son cancerígenos.

Lista completa de azúcares que debemos evitar:

1. Néctar de agave
2. Azúcar morena
3. Azúcar de caña
4. Endulzante de maíz (*Corn sweetener*)
5. Sirope de maíz
6. Fructosa cristalizada
7. Dextrosa
8. Jugo de caña evaporado
9. Concentrados de jugo de fruta
10. Jarabe de maíz de alta fructosa (*High-fructose corn syrup*)
11. Azúcar invertida
12. Jarabe de malta
13. Melaza de caña
14. Sucralosa
15. Aspartame
16. Sacarina

Lista de sustitutos saludables para el azúcar:

1. Estevia (*Stevia*)
2. Miel orgánica

#2. Leche

Nuestra cultura popular nos ha tratado de convencer una y otra vez de que la leche de vaca es buena para nosotros. Básicamente, todos los departamentos de salud de los Estados Unidos exhortan al público a tomar leche para los huesos y el crecimiento sano, y ni hablar de los anuncios de «*Got Milk?*»

La realidad en cuanto a la leche es completamente diferente de la que nos pintan.

Por mucho tiempo hemos consumido y creído el mito de que tomar leche rica en calcio ayuda a fortalecer el sistema esquelético y fomenta el crecimiento en los niños. **La cruel realidad es que los humanos apenas absorben el calcio de la leche.** Incluso, los humanos terminamos usando el calcio en nuestro cuerpo para tratar de digerir más efectivamente la leche y neutralizar su acidez. De paso, esto debilita y minimiza la fuerza en nuestros huesos. O sea, hace todo lo contrario de lo que nos venden.

Existe muchísima información y estudios sobre cómo, mientras mayor sea nuestro consumo de leche, mayor probabilidades tenemos de sufrir fracturas. Por dar un ejemplo, un estudio de enfermeras de la universidad de *Harvard* que duró doce años comprobó esta información. Además, ese estudio confirmó que mientras menos leche bebas, más calcio retienen tus huesos. La muestra para este estudio fue de 77,761 mujeres entre las edades de 34 y 69 años. (Leskanich et al, 1997.)

Si todo esto te parece extraño, piénsalo de esta forma; de seguro has escuchado sobre cómo la leche materna produce anticuerpos para preparar al bebé y protegerlo de infecciones o enfermedades. Ahora, imagina que la leche materna, que el cuerpo produce específicamente para los bebés, se pudiese encontrar en la gasolinera por $2 el litro.

A lo que quiero llegar con este ejemplo es que la leche de vaca, al igual que la leche materna, está fortificada especialmente para los becerros. De hecho, la leche de vaca tiene tres veces más proteína que la leche materna, porque eso es lo que necesita el retoño correspondiente. Al tomar leche de vaca, estamos obligando a nuestro cuerpo a sacar provecho de algo que no es para los humanos en primer lugar.

Existen muchísimas alternativas para la leche. Algunas son la leche de almendras, coco y otras. Muchas se pueden hacer en la casa en un dos por tres. Dejar de tomar leche es difícil, porque como con muchos aspectos de nuestra salud, nos han enseñado a creer una mentira.

Pero, eso no significa que el cambio es imposible, o que tiene que ser aburrido. ¡Trata de hacer el cambio! Intenta probar diferentes leches, buscar recetas y hacerlas por tu cuenta a ver qué te gusta. Lo importante es hacer el cambio. ¡Tus huesos te darán las gracias!

Lista de sustitutos saludables para la leche:

- Leche de coco
- Leche de almendras

#3. Soya

La soya es una legumbre originaria de Asia, y es parte de la dieta tradicional asiática desde hace miles de años. Hay evidencia de cultivos de soya en Asia que datan del año 9,000 AC (Lee et al, 2011).

La soya tiene grasas no-saturadas, fibra, vitaminas y minerales y es baja en grasas saturadas. La soya podría sustituir las carnes rojas y otras fuentes de proteína animal. Entonces, ¿cuál es el problema?

Hace años que la soya se mercadea como el producto ideal para proveer proteína en una dieta baja en grasas saturadas, vegetariana o vegana. Hay muchos productos en el mercado que basan sus ventas en la utilización de la soya como uno de sus ingredientes, o como el ingrediente principal. El problema es que, al igual que muchas otras «modas» que surgen en el mundo culinario, esta es una que tiene gran probabilidad de resultar más dañina que lo que sustituye.

La FDA está considerando retirar su apoyo al consumo de la soya, porque se está comenzando a relacionar con problemas como cáncer de mama, demencia y problemas con la tiroide.

Parte de la incertidumbre que causa la soya se debe a la manera intrínseca en la cual afecta el cuerpo humano. La soya contiene un alto porcentaje de isoflavonas, que son un tipo de estrógeno vegetal (fitoestrógeno) similar al estrógeno humano, pero con efectos mucho más débiles.

Las isoflavonas de la soya pueden unirse a los receptores de estrógeno en el cuerpo humano y causar una reducción o paralización de actividad estrogénica, dice Kathy McManus, directora del departamento de nutrición en el *Hospital de Mujeres Brigham*, afiliado a la *Universidad de Harvard*.

El secreto está en la fuente del consumo de la soya. Los productos de soya de segunda generación envuelven extracciones químicas y otros procesos, e incluyen aislados de proteína y harina de soya. Estos productos se convierten en los principales ingredientes de comidas como las hamburguesas vegetarianas, suplementos de proteína dietéticos y fórmula de infantes, y también se usan como aditivos sin nutrición para mejorar ciertas características de comidas procesadas.

Una de las cualidades que se le atribuyen a la soya es que ayuda a prevenir enfermedades del corazón. Sin embargo, los resultados clínicos relacionados a la habilidad de la soya para reducir el riesgo de enfermedades cardiovasculares son inconsistentes.

Un estudio publicado en el volumen de febrero del 2006 de la revista *Circulation* indica que la soya tiene poco o ningún efecto sobre estos riesgos. Además, un reporte de la *Agencia para la Investigación de Salud del Departamento de Salud y Servicios de los E.E.U.U.* de agosto del 2005, concluyó que hay poca evidencia que apoye un rol beneficioso de la soya y sus isoflavonas en los parámetros relacionados a salud ósea, cáncer, salud reproductiva, función neurocognitiva y otros (Barret J.R. 2006).

En resumen, la soya en sus versiones puras, tales como la legumbre y el edamame (la legumbre inmadura), y en productos de primera generación como el tofu, no es peligrosa, pero no necesariamente es beneficiosa. **Todos los demás derivados de la soya no son recomendados en una dieta saludable.**

#4. Comidas enlatadas

Quiero aclarar que en esta sección vamos a hablar de las comidas enlatadas comercialmente. En otras palabras, las latas que encuentras en el mercado. Hago esta salvedad, porque el proceso de preservar comidas en casa en jarras de cristal, conocido como *canning*, no tiene los problemas y objeciones que se encuentran en los productos enlatados o envasados para la venta en masa.

Dicho esto, hay un compuesto específico que se usa en el proceso de empaque de comidas comerciales llamado Bisphenol-A (BPA), y se comprobó que este compuesto puede migrar del revestimiento interior de la lata a la comida que tiene adentro. Un estudio comprobó que, de 70 latas, el 90% tenían BPA en la comida (Lorber et al, 2015). **Otro estudio comprobó que comer comidas enlatadas es la causa principal de exposición a BPAs** (Noonan et al, 2011).

BPA es el químico que se usa para hacer plásticos de policarbonato y resinas epóxicas. Según el *Programa Nacional de Toxicología* del gobierno de los Estados Unidos, el BPA puede ocasionar efectos adversos en el cerebro y comportamiento de adultos, y en la próstata de fetos, bebés y niños (Gao et al, 2014). Otros estudios señalan al BPA como posible causa de enfermedades cardiovasculares, obesidad, asma y diabetes (Provvisiero et al, 2016).

Todo esto nos deja saber que el BPA pasa por la placenta hasta el feto, que los bebés y niños son más susceptibles a los daños causados por este compuesto, y que puede afectar el sistema endocrino en adultos.

Debido a los estudios que comprueban lo dañino que es el BPA, ahora hay muchos productos de comida que anuncian con bombos y platillos que no contienen BPA. Sin embargo, **otras investigaciones indican que los compuestos usados para sustituir el BPA también interfieren con las hormonas, y son un riesgo para la salud.** El estudio concluyó que el BPS y un químico secundario, el BPF, son tan activos hormonalmente como el BPA (Rochester, 2015).

Lista de opciones saludables para las comidas enlatadas:

- Frutas frescas
- Vegetales frescos
- Alimentos envasados en vidrio

#5. Carnes procesadas

Las carnes procesadas tales como los jamones, las carnes curadas en sal y las que tienen preservativos, pasan por unos procesos que crean peligros para la salud del que las consume.

> "Estudios científicos indican que consumir carnes procesadas aumenta el riesgo de cáncer, infertilidad del hombre y muerte precoz."

El *Fondo Mundial para Investigación del Cáncer* (WCRF por sus siglas en inglés) publicó un análisis donde explican que comer solo un embutido al día, o tres pedazos de tocineta, aumenta el riesgo de cáncer del estómago en un 20 por ciento (WCRF, 2007). La *Agencia Internacional para la Investigación del Cáncer* (IARC) clasificó las carnes procesadas como un carcinógeno tipo 1, junto al tabaco y el asbesto.

La conclusión de la WCRF fue recomendar evitar las carnes procesadas por completo, porque ninguna porción es segura.

Lista de carnes procesadas peligrosas:

- Tocineta (*bacon*)
- Jamón
- Pastrami
- *Pepperoni*
- *Hot dogs*
- Algunos embutidos (si tienen preservativos o aditivos)
- Algunas hamburguesas (si tienen preservativos o aditivos)

Lista de opciones saludables para las carnes procesadas:

- Carnes orgánicas de pastores (cortes magros)
- Salmón silvestre

#6. Carnes rojas con grasa

Las carnes rojas ya vienen con una advertencia, porque su consumo está asociado con altos riesgos relacionados a enfermedades crónicas, como las cardiovasculares, diabetes y cáncer (Pan et al, 2011).

Sin embargo, no todas las carnes rojas son iguales. De hecho, el problema principal asociado al consumo de carnes rojas tiene que ver primordialmente con los niveles de grasa.

Por lo tanto, la recomendación es que, si vas a consumir carnes rojas, escojas los cortes magros que tienen el menor porcentaje de grasa.

La *Administración de Alimentos y Medicamentos* estadounidense (FDA) define como «carne magra» aquella que tenga menos de 10 gramos de grasa total (0.35 onzas), 4.5 gramos o menos (0.16 onzas) de grasa saturada y menos de 95 mg (0.1 ml) de colesterol por cada 100 gramos (3.5 onzas). Hay diversas carnes rojas que entran dentro de esta definición de carne magra:

- Cordero: la parte magra de la paletilla
- Ternera: lomillo, filete, sobre lomo y también la carne picada procedente de estos cortes
- Cerdo: chuletas y solomillo

Las carnes que no debes consumir incluyen las costillas, la carne molida que no procede de los cortes antes mencionados y cualquier otro corte que se vea obviamente grasoso. Además, una vez cocinada, debes cortar el exceso de grasa de cualquier porción que vayas a comer.

No solo debes escoger estos cortes, sino que además debes buscar que provengan de animales criados en pastoreo con comida orgánica, sin hormonas ni antibióticos. Estas carnes contienen más Omega 3. Además, este tipo de producción es mejor para el medio ambiente, ya que reduce la emisión de gases tipo invernadero.

#7. Margarina

Hace rato que la margarina perdió su fama de ser saludable. De hecho, **la margarina está compuesta de grasas trans** que contribuyen a ocasionar enfermedades del corazón, problemas en los huesos, desequilibrios hormonales, enfermedades de la piel, infertilidad, problemas en el embarazo y la lactancia y hasta cáncer, entre otros (de Souza, 2015).

El problema de la margarina es que está hecha con aceites vegetales, que no son sólidos en su forma natural.

Para hacerlos sólidos, se produce un cambio químico en su estructura usando un proceso conocido como hidrogenación. Esto envuelve exponer los aceites a altas temperaturas y presiones, así como a gas hidrógeno y un catalítico metálico.

Este proceso de hidrogenación cambia algunas de las grasas no-saturadas por grasas saturadas, aumentando la vida útil del producto. Pero, también produce grasas trans, las cuales son las culpables de todos los problemas de salud que mencionamos anteriormente.

Además, por ser manufacturada con aceites vegetales, la margarina contiene altos niveles de Omega 6, que al contrario de su prima, la Omega 3, no es saludable. De hecho, las Omega 6 están relacionadas a riesgos de obesidad y enfermedades crónicas, tales como las enfermedades del corazón y la enfermedad inflamatoria intestinal (Patterson et al, 2012). Los aceites altos en Omega 6 incluyen los aceites de girasol, maíz, soya y semilla de algodón.

Sustituto saludable para la margarina:

- Mantequilla natural: ¡No todos los derivados de la leche son malos! La mantequilla que se produce con leche orgánica de vacas en pastoreo provee vitamina K2, que contribuye a la salud de los huesos (Walther et al, 2013). Además, es alta en ácido linoleico conjugado (CLA por sus siglas en inglés), que ayuda a bajar el nivel de grasa en el cuerpo y tiene propiedades anticancerígenas. Tiene además Omega 3 y butiratos, que ayudan a reducir la inflamación y a mejorar la digestión.

#8. Aceites vegetales

Ya hablamos sobre los problemas de las grasas trans en la sección anterior. Lo que muchos no saben es que **la mayoría de los aceites vegetales son los principales culpables del consumo de grasas trans si son hidrogenados (crisco, margarinas). Por otro lado, los aceites vegetales que no son hidrogenados no son estables a altas temperaturas, y se degradan en productos oxidados que son tóxicos para el ser humano** (Nowak, 2013).

La mayoría de los aceites vegetales comerciales son extraídos de plantas usando solventes químicos o molinos.

Muchas veces se purifican, refinan o se alteran químicamente. Finalmente, los aceites vegetales son altamente procesados y contienen altos niveles de Omega 6, y ya en la sección de la margarina discutimos lo malo que son esos.

La lista de aceites que debes evitar:

1. Girasol
2. Canola
3. Maíz
4. Semilla de algodón
5. Soya
6. Maní

7. Sésamo

8. Fécula de arroz

Lista de opciones saludables para usar aceites (los aceites que uses deben ser prensados en frío):

- Aceite de coco

- Aceite de oliva (no se debe usar en temperaturas altas)

Notas:

DR. JORGE JARROT SIERRA

EL CÁNCER Y LAS COMIDAS PROCESADAS

Comer comidas dañinas en exceso y sin control trae muchas repercusiones negativas. Cuando nos aferramos a una comida que no es saludable para nosotros, los contenidos de este alimento interactúan con nuestro cuerpo, y muchas veces nuestro cuerpo reacciona negativamente.

Lo más seguro es que tú sabes cuáles son las consecuencias cuando una comida nos cae mal: nos da dolor de estómago, problemas intestinales, etcétera. Pero, una vez el dolor o la incomodidad se acaba, volvemos a empezar el ciclo. Lo que no vemos es la cantidad de químicos que se siguen paseando por nuestro cuerpo, que son tan malos que hasta pueden provocar cáncer.

Todos tenemos células cancerosas en nuestros cuerpos. Depende de nuestro sistema inmunológico si esas células comienzan a multiplicarse irregularmente, causando tumores y metástasis. Esas células son tóxicas, y lo que podemos controlar es cuán preparado está nuestro sistema para combatirlas y saber el nivel de toxicidad de las mismas. Una alimentación equilibrada ayuda al desarrollo óptimo del organismo en cada etapa de la vida.

La comida es mucho más que un placer, es una necesidad biológica. Es por eso que tenemos que respetar nuestro cuerpo, dándole lo que necesita y siendo responsables con nuestros hábitos alimenticios.

El problema con los desarreglos es que, de ser algo que disfrutamos de vez en cuando, pasan a ser costumbre.

> Si te alimentas bien y te comprometes a trabajar con tu cuerpo, la ansiedad hacia la comida desaparecerá y podrás manejar tu alimentación efectivamente.

Comer bien es un compromiso y una responsabilidad. Por más que queramos que suceda por su cuenta, tenemos que hacer un plan y llevarlo a cabo.

¿Dónde empieza el problema de la mala alimentación? En mi opinión, nace de la falta de tiempo. Y para la falta de tiempo, la sociedad ha creado un estimulo alimenticio en las comidas ultra procesadas.

Estas comidas están hechas con ingredientes altamente inflamatorios, que llevan a nuestro organismo a un estado que no es saludable y que eventualmente puede crear condiciones de salud tan serias como diabetes, obesidad, enfermedades cardiovasculares y cáncer.

Antes de continuar, deberíamos hablar de las diferencias entre la comida procesada y la ultra procesada. Son bien fáciles de confundir gracias al nombre que ambas tienen.

Las comidas procesadas se definen como alimentos que han sido modificados para mejorar o disminuir la calidad y facilitar la accesibilidad al comprador. Algunos ejemplos de comidas procesadas son las bolsas de vegetales que se consiguen en el supermercado o las verduras que vienen listas para comer.

Con las comidas procesadas hay que tener mucho cuidado. Como ya expliqué aquí y en mi primer libro, *ENFÓCATE Y CAMBIA TU SALUD*, hay alimentos procesados que simplemente se deberían evitar, como las carnes procesadas, que son altas en preservativos y son malísimas para la salud.

Por otro lado, algunas comidas procesadas pueden ayudar a mantener una dieta sana. Reitero, siempre tenemos que estar pendientes a lo que consumimos, y tenemos que familiarizarnos con los datos nutricionales de cada paquete. Porque claro, los vegetales en bolsa son procesados y cumplen su función, pero la comida enlatada también es procesada y es mejor evitarla completamente.

Ahora, vamos a hablar de las comidas ultraprocesadas. Estas son las comidas compuestas de varios químicos e ingredientes que no son de calidad. Son comidas que usualmente tienen mucha azúcar o aceite, y son hechas con ingredientes que no están en la cocina común y corriente. Tienen tanta cosa que no hay quien entienda la lista de ingredientes, y hasta se pueden volver adictivas.

Esas comidas tienen ingredientes que alargan la vida de la fruta o el vegetal a extremos ridículos, y siempre se ven extrañamente perfectos. En particular, estos alimentos ultraperfectos son comúnmente conocidos como alimentos genéticamente modificados, o por sus siglas en inglés, GMO.

Estas comidas pasan por varios cambios y modificaciones secuenciales, y esto es lo que les da el nombre de ultraprocesadas. Algunos ejemplos de estos alimentos que se ven todos los días son: las comidas de microondas, las barras energizantes, refrescos, las batidas para bajar de peso y, cómo olvidar, la comida rápida.

Un grupo de investigadores españoles (BMJ 2019) llevó a cabo un estudio donde se observó cómo la ingesta continua de comidas ultraprocesadas aumenta el riesgo de muerte a un 62%. Y esto se refiere a muerte por cualquier motivo, incluyendo cáncer. Otro estudio francés (BMJ 2018) vinculó las bebidas que contienen mucha azúcar, las salsas y la comida grasosa a una mayor incidencia de cáncer. Las comidas con alto contenido de azúcar en general también fueron vinculadas con mayor incidencia de cáncer de seno.

En mi opinión, hasta sin saber la ciencia que está detrás de lo que comemos, nuestros cuerpos saben que consumir ciertas cosas está mal.

Todo lo que afecte tu humor negativamente, que te haga sentir cansado, que te cause acné, que interrumpa tus funciones gástricas, no es bueno para ti. Es cuestión de escuchar lo que tu cuerpo te dice. Tu cuerpo es la máquina perfecta.

¿Cómo puedes identificar si una comida es ultra procesada o no? Piensa en el proceso por el que pasa para convertirse en el alimento que vas a consumir. Tómate un segundo y busca cómo se hace. Verás que pasan por un proceso industrializado y descuidado.

El mejor ejemplo que puedo dar es el pan. Cuando hacemos pan en casa, nosotros decidimos qué harina usamos y la calidad de la misma. Entonces, amasamos manualmente, lo dejamos reposar para que pase por su proceso de fermentación, lo dividimos, si queremos lo dejamos reposar una segunda vez para que continúe fermentándose y entonces se mete al horno. Fácil, no requiere mucho.

El pan industrializado usualmente se amasa con máquinas y químicos que ayudan a conservar el material por largos periodos de tiempo. Una vez está amasado, se precocina. Esto significa que se cocina por primera vez de forma bien rápida para modificar cómo se ve. Luego, se congela. Así, se puede almacenar y transportar de planta en planta. Una vez está en línea para salir, se termina de cocinar y se saca al público.

¿Vez la diferencia? La comida buena no debería pasar por tanto proceso.

Yo sé que la falta de tiempo y recursos a veces nos empujan a tener que aceptar las opciones alimenticias de baja calidad. Pero, no es imposible tener una alimentación fresca y saludable en estos días. Existen muchos mercados locales que traen sus cosechas al público, y al comprarles no solo aportas a mejorar tu salud, sino que también fomentas que las fincas pequeñas sigan vendiendo.

Haz un ritual de fin de semana, o cualquier día que se te antoje, para preparar tus comidas para la semana. Usualmente, es más fácil seguir buenos hábitos alimenticios cuando ya lo tenemos todo preparado y podemos agarrar un contenedor y salir por la puerta.

Trabaja con tu alimentación de acuerdo a tu flujo de vida. Si sabes que te dan ganas de comerte un «antojito» a cierta hora del día, anda preparado con una fruta o una botella de agua. Tú te conoces mejor que nadie.

Con disciplina, verás cambios positivos en menos nada. La perseverancia es lo que facilita el cambio, así que no te rindas. Como dijo Frederick Douglas, ¡sin lucha no hay progreso!

Notas:

LOS MEJORES MOMENTOS Y LAS PORCIONES ADECUADAS PARA COMER

La creación de un plan alimenticio no se detiene en la etapa de escoger qué te vas a comer. De nada vale que escojas ingerir comidas saludables si no sabes a qué hora del día es mejor comerlas, o qué cantidad comer.

A veces, comemos sin pensar cuánto nuestro cuerpo necesita, y de ahí nace el problema de sobrellenar el tanque o no llenarlo lo suficiente.

No porque una comida sea buena podemos abusar de ella, y no todo lo que sabe bien es bueno para tu salud.

Por eso, es recomendable tener un plan diario, semanal, hasta mensual para algunos, que defina qué comer, cuánto y a qué hora del día, para poder sacarle provecho a los nutrientes. Además, acostumbrar al cuerpo a una rutina facilita velar por nuestro bienestar.

Muchas personas piensan que planificar de antemano las porciones que te vas a comer y la hora a las que te las vas a comer solo se debe hacer cuando estás haciendo dieta, o si padeces de una enfermedad como la diabetes. La realidad es que esto es algo que todos deberíamos estar haciendo para mantenernos sanos y en las mejores condiciones.

Pero claro, para poder hacer un plan y seguirlo, tenemos que saber cómo construirlo primero. Así que, hablemos de porciones.

Comer en porciones significa que estás comiéndote solo lo que tu cuerpo necesita, no la cantidad que tú quieras comer de acuerdo a tu nivel de hambre o estado emocional.

> "Medir tus porciones de comida ayuda a tu cuerpo a absorber los nutrientes que necesita, mantener una condición física óptima y mantiene tus órganos funcionando correctamente."

Existen varias formas de medir lo que comemos, pero la más recomendada es la llamada el «método de la mano». Este método convierte tu mano en tu instrumento medidor. Funciona de acuerdo a nuestras proporciones, ya que las manos cambian de tamaño según la persona.

Para empezar, los cinco dedos de tu mano representan las cinco comidas que debes ingerir a diario para tener una alimentación completa. Recomiendo que abras tu mano y vayas viendo las medidas mientras lees, para que tengas una mejor idea.

Empieza con la mano abierta. La palma de tu mano te ayudará a medir cuánta carne y pescado deberías ingerir. La medida empieza en la muñeca y termina en la base de los dedos. El pedazo debe ser del grosor de tu meñique.

Ahora, con una sola mano todavía abierta, haz una cuenca como cuando aguantas agua en las manos. Esto te ayudará a medir las frutas que puedes comer. Para medir cuántas verduras deberías comer, haz la cuenca con ambas manos. Todo lo que quepa ahí se considera una porción saludable.

Vuelve a extender la mano de forma plana. La punta de tu dedo índice representa cuánta grasa y azúcar debes consumir. Esto incluye aceites y mantequilla. Tus dedos índice y corazón miden cuánto queso deberías ingerir.

Por último, cierra tu mano y haz un puño. Ese puño representa carbohidratos, como pan y pastas integrales.

Además del método de la mano, existe el método del plato, pero confío más en la mano. De cierta forma, tu propio cuerpo te guía y te ayuda a determinar qué necesita. Los platos fluctúan de tamaño, y medir con ellos puede ser menos confiable.

El método de la mano es compatible con tu necesidad alimenticia gracias a que todos somos diferentes y necesitamos diferentes cantidades de nutrientes y comida. Por supuesto, este es el estándar, puede cambiar por persona si un profesional lo determina.

Las porciones que se presentan en los empaques de comida son diferentes. Estas porciones son predeterminadas, basadas en cómo una gran parte de la población come en general, y lo que cada compañía determina que es una cantidad ideal de calorías. Te ayudan a ver cuántas porciones hay por empaque y los datos nutricionales del alimento. No son necesariamente las cantidades adecuadas que debes estar comiendo de costumbre.

Es bueno leer la información y estar conscientes de lo que vamos a comer, pero considero que **cada porción que ingerimos debe ser planificada, y no sacada de una tabla que imagina que todo el mundo tiene las mismas necesidades calóricas y nutricionales.**

No ignores la información nutricional que vez en los empaques, pero tampoco te dejes llevar completamente por la información que vez.

Entonces, ¿a qué hora te comes estas porciones? Como mencioné, se recomienda que comas por lo menos cinco veces al día. Algunos hasta recomiendan seis.

Un horario ideal tendría un ritmo de comida y merienda para no pasar más de tres horas sin comer. Por ejemplo, si empiezas con el desayuno a las 8:00 a.m., continúa con una merienda a las 10:30 a.m., seguido por el almuerzo a la 1:00 p.m., una segunda merienda a las 4:30 p.m. y finalmente la cena a las 6:00 p.m. Las personas que comen seis veces al día harían la tercera merienda a las 9:30 p.m.

Comer aproximadamente cada tres horas ayuda a controlar el hambre, mantener los niveles de energía del cuerpo y nivela el funcionamiento del cuerpo durante el día.

No tener un horario de comidas se puede convertir en un problema a largo plazo. Si tu hambre domina cuándo y cuánto comes, estás comiendo fuera de control. Muchos llevan una vida ajetreada, y es posible que pasen el día sin comer por falta de tiempo, o picando demasiado porque tienen tiempo libre. Comer en un horario ayuda a no comer como un refugio emocional o una conducta viciosa.

Por supuesto, no todo el mundo desayuna a las ocho de la mañana, por lo que también es aceptable dejarse llevar por la regla de comer al menos cada tres horas. El punto es mantener el cuerpo bien alimentado durante el día. Esto ayuda al metabolismo y mantiene el cuerpo en un nivel de energía estable todo el día.

Tomar control de tu rutina alimenticia asegura que conozcas mejor el funcionamiento de tu cuerpo y crea una rutina que te obliga a prestarle atención a tu alimentación. Cuando un hábito se solidifica, muy pocas cosas hacen que te desvíes. Puede parecer una práctica tediosa, pero empezarás a ver cambios tan pronto empieces a trabajar con tu nutrición.

EL AYUNO

El ayuno es una herramienta alimenticia aprobada por muchos profesionales de la salud. Sé que para muchos es un poco contradictorio pensar que dejar de comer es bueno, pero tiene muchísimos beneficios. Es cuestión de determinar si te funcionaría, y cómo intentarlo de forma correcta.

Existen muchísimas formas de ayunar, pero todas caben bajo la misma definición. Ayunar es el acto de cortar el consumo de comida por periodos de tiempo predeterminados. Sé que suena como pasar hambre, pero por eso hablo de periodos predeterminados, sobre los que tenemos autoridad y los cuales podemos parar en cualquier momento, a diferencia del hambre.

Ayunar no es algo nuevo

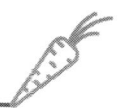

Mucho antes de que nos civilizáramos, nuestros antepasados dependían de la caza, recolección, pesca y de criar animales para alimentarse. Estos recursos no siempre estaban disponible por el clima, las condiciones ambientales, etcétera. Si no habían preparado raciones y se comían todo de una vez, se tenían que mover a otro sitio para poder continuar alimentándose a largo plazo.

Por esto, muchos de nuestros antepasados pasaban largos periodos de tiempo sin comer. Gracias a esto, tenemos la habilidad de hacer lo mismo. Es una de esas cosas que heredamos como especie, y que hemos olvidado cultivar.

Ayunar es excelente para perder peso. Claro, los beneficios en cuanto a esto solo funcionan si no se exagera con el consumo de comida en los periodos determinados para comer. Esta práctica condiciona al cuerpo a utilizar la grasa eficientemente, y le da tiempo a regenerarse a nivel celular. Así, las células en tu cuerpo hacen una «limpieza» y sacan todo el material viejo que han acumulado.

Gracias a la alimentación controlada, el ayuno puede disminuir la resistencia a la insulina, y bajar la azúcar en la sangre. Esto significa que el ayuno puede prevenir y revertir la diabetes tipo 2. También, minimiza el colesterol malo y controla los triglicéridos, lo cual ayuda a la salud cardíaca.

Estos son solo algunos ejemplos de cómo el ayuno devuelve nuestras funciones corporales al balance adecuado para poder funcionar mejor.

> **Ayunar no solo provoca cambios positivos físicos, sino que también trabaja con la relación mental que tenemos con la comida.**

Una vez que empiezas a controlar lo que comes y cuánto comes, la necesidad de querer picar y hacer desarreglos desaparece.

Tu cuerpo aprende a reconocer que lo que le estás dando es suficiente para trabajar. Los antojos y los impulsos de comer de más van desapareciendo mientras creas la costumbre.

Nunca empieces a ayunar sin informarte primero. No es algo que puedes empezar mañana y ya. ¿A que no sabías que para poder considerar ayunar, tienes que tener una dieta saludable de antemano? Al ayunar, tu cuerpo se sostiene solo de lo que ya consumiste. Si no has comido nada bueno (ej. comidas procesadas) tu cuerpo no puede trabajar con lo que tiene.

Hay dos tipos de ayuno, el prolongado y el intermitente. El ayuno prolongado usualmente dura como mínimo veinticuatro horas, y se puede extender por largos periodos de tiempo. Mucha gente planifica dejar de comer por dos días y comer normal el resto de la semana para no hacerlo todo a la vez. Esto es un método llamado *Eat-Stop-Eat*. Hay personas que no aguantan periodos exagerados, y eso está bien. Es una práctica versátil que se beneficia de reconocer tus límites.

Durante el ayuno prolongado, se pueden consumir algunos líquidos tales como agua, bebidas sin calorías o café negro con algún tipo de grasa como mantequilla o aceite de coco.

El ayuno intermitente consiste en no comer nada por ciertas horas del día. Hay varias formas de hacerlo.

- 16/8: No comer desayuno y solo comer durante ocho horas por día. Por ejemplo, de 12:00 p.m. a 8 p.m. En total, ayunas 16 horas.
- 12/12: Dejar de comer por 12 horas.
- 5/2: Se parece mucho al *Eat-Stop-Eat*, excepto que en este método comes de 500 a 600 calorías por día.
- Comer una vez al día.

No todo el mundo puede ayunar. Si padeces de anemia, estás desnutrido, embarazada o tomas ciertos medicamentos que requieren comida, es recomendable que no lo intentes. Los niños tampoco deberían tratar de ayunar, ya que, como están en crecimiento, necesitan una dieta adecuada a su edad.

También, debo hacer la salvedad de que las mujeres no deberían ayunar mientras menstrúan. Durante este tiempo, el cuerpo necesita mucho hierro y nutrientes para reemplazar todo lo que está perdiendo durante el ciclo. Existen testimonios de mujeres que perdieron la regla durante periodos de ayuno intermitente, y eso no es normal.

Empezar es bastante sencillo, si tomas en cuenta los factores que te expliqué aquí. Con esto hay que empezar poco a poco. Decide qué tipo de ayuno quieres llevar a cabo. Por ejemplo, si quieres hacer el 12/12, en vez de hacer doce horas sin comer de cantazo, trata de empezar a desayunar más tarde de lo usual. Añade más y más tiempo entre medio de cada comida hasta que llegues al tipo de ayuno que quieres practicar.

Hazlo solo unos cuantos días a la semana para empezar, hasta que te vayas acostumbrando. La parte más importante de todo esto es que nunca estés incómodo mientras lo haces.

Ayunar es como hacer estiramientos. Puedes sentir un poco de incomodidad cuando está funcionando, pero nunca dolor. Que te duela significa que estás esforzando una parte de ti que no está lista.

Notas:

PROTEÍNAS, ¿ANIMAL, O VEGETAL?

Tu cuerpo necesita proteína para funcionar, tal vez hasta más que otros elementos en tu dieta. Pero, para entender la importancia de la proteína en tu dieta, debemos primero conocerla.

Tu cuerpo se compone de al menos 20% de proteína. Este es el material que tu cuerpo usa para crear músculos, tendones, piel, órganos, hormonas y neurotransmisores. Aunque la proteína es súper importante para el cuerpo, este no la produce toda por su cuenta, y tampoco la guarda cuando la ingerimos. Así que, **hay que darle proteína al cuerpo a diario para poder mantenernos de pie.**

La proteína se compone de moléculas llamadas aminoácidos. Bajo un microscopio, parece un hilo con muchas bolitas para una pulsera. Estos hilos con bolitas se van moldeando y se convierten en lo que tu cuerpo necesite. De estos aminoácidos, hay algunos que el cuerpo no puede producir por su cuenta, llamados aminoácidos esenciales.

Estos son los que nosotros ingerimos por medio de una dieta balanceada y saludable.

Debes estar pensando, «pues, ¿qué es lo que tengo que comer?» Pero, no es tan fácil. Como con todo en la vida, hay proteínas que son buenas y otras que no dan la talla. Por eso, cuando comemos proteína es importante tener un buen balance entre calidad y cantidad.

Existe una guerra entre la proteína que proviene de la carne y la que viene de los vegetales. ¿Cuál es mejor? Pues, no te tengo una contestación en blanco o negro.

Nuestras necesidades nutricionales son diferentes, varían grandemente de persona en persona. Mi ingesta de proteína no va a ser igual que la tuya, porque la necesidad nace de tu estilo de vida. Generalmente, mientras más activo seas, más proteína vas a necesitar.

No todos los alimentos tienen los mismos niveles de proteína y otros elementos necesarios a la hora de ingerirlos. La carne, los huevos y otros productos animales tienen proteínas que no se encuentran en los vegetales. Estas que he mencionado caen bajo las proteínas completas. Los vegetales, o proteínas incompletas, tienen otros beneficios que la carne y la proteína animal no tienen.

¿A qué me refiero cuando digo que una proteína es completa o incompleta? Cuando consumes un alimento para obtener su proteína, no estás consumiendo una sola cosa. Te estás llevando todo lo que ese alimento incluye. En el caso de la carne o proteína animal, te estás llevando la proteína y también otros suplementos necesarios para vivir como vitaminas, grasas buenas y otros elementos. Por eso la carne y la proteína animal se considera completa.

Ya que la proteína vegetal se considera incompleta, se aconseja que se complemente con otro tipo de proteína, ya sea en forma de suplemento, o por medio de otros alimentos.

Cuando buscas información sobre este tema, verás que el tejido animal es similar al nuestro, pero de igual manera, el consumo de la carne o proteína animal puede traer otros problemas de salud. Por otro lado, la proteína vegetal tiene muchos factores que ayudan a la salud, pero no es igual de completa que la animal, lo cual puede causar deficiencias.

Cuando consumes carne, pollo, lácteos y pescado, también absorbes vitamina B12. Puedes obtener Zinc de la carne de cerdo, res y de cordero. Del pescado sacas omega 3, que tiene unas grasas esenciales para la salud cerebral. En los lácteos también puedes encontrar vitamina D. El pescado y los lácteos bajos en grasa disminuyen el riesgo de problemas cardíacos, y comer huevos ayuda con el colesterol y a controlar el peso.

Entonces, aunque la carne y la proteína animal son ricas en muchos nutrientes, también causan muchas complicaciones de salud. Por ejemplo, se ha comprobado que la carne roja aumenta el riesgo de fallo cardíaco, ataques al corazón y hasta muerte temprana (Pan et al, 2011). **La recomendación es que, si vas a consumir carnes rojas, escojas los cortes magros que tienen el menor porcentaje de grasa.**

Las carnes que no debes consumir incluyen las costillas, la carne molida que no procede de los cortes magros y cualquier otro corte que se vea obviamente grasoso. Además, una vez cocinada, debes cortar el exceso de grasa de cualquier porción que vayas a comer.

No solo debes escoger estos cortes, sino que además debes buscar que provengan de animales criados en pastoreo con comida orgánica, sin hormonas ni antibióticos. Estas carnes contienen más Omega 3. Además, este tipo de producción es mejor para el medio ambiente.

Hemos hablado también de los daños que causa el consumo de carne procesada, y hay que volverlo a mencionar aquí, porque es lo peor que podemos consumir como seres humanos. De hecho, les comparto algo que publiqué en mi libro anterior. Estudios científicos indican que consumir carnes procesadas aumenta el riesgo de cáncer, infertilidad del hombre y muerte precoz.

El *Fondo Mundial para Investigación del Cáncer* (WCRF por sus siglas en inglés) publicó un análisis donde explican que comer solo un embutido al día, o tres pedazos de tocineta, aumenta el riesgo de cáncer del estómago en un 20 por ciento (WCRF, 2007). La *Agencia Internacional para la*

Investigación del Cáncer (IARC) clasificó las carnes procesadas como un carcinógeno tipo 1, junto al tabaco y el asbesto.

> "La conclusión de la WCRF fue recomendar evitar las carnes procesadas por completo, porque ninguna porción es segura."

Casi 449,000 individuos formaron parte de un estudio observacional del *Welch Center for Prevention* (2015), donde los expertos determinaron que la carne procesada aumenta el riesgo de muerte a una temprana edad. Al final del estudio, se habían registrado 26,344 muertes vinculadas con alto consumo de carne procesada.

¿Tienes dudas sobre cuáles son esas carnes procesadas? Pues incluyen la tocineta, el jamón, el pastrami, el pepperoni, los hot dogs, y hamburguesas o embutidos si tienen preservativos.

La única manera de consumir estos alimentos sin daños colaterales es haciéndolos tú mismo. O sea, tú crías el cerdo (bien criado, con buena comida y espacio), lo matas, le sacas la porción de la tocineta (*pork belly*), y tú mismo la «curas» usando buenos ingredientes. Así mismo, haces tus propias salchichas y embutidos en tu casa, con ingredientes buenos que provienen de tu patio o tu finca. ¿No quieres pasar ese trabajo? No te lo debes comer entonces.

Las dietas con alto contenido de proteína vegetal traen muchos beneficios, como mejor control de peso y bajos niveles de colesterol y presión sanguínea. Además, reduce el riesgo de diabetes tipo 2, que está atado al control de peso que fomenta este tipo de dieta.

Imagina que la proteína vegetal y la proteína que viene de la carne son dos niños diferentes. La vegetal tiene buenas costumbres, pero saca malas notas. La proteína de la carne tiene buenas notas, pero malas costumbres.

No puedo decirte que te quedes con una más que la otra. Depende de ti, tus valores y creencias, tu estilo de vida, tu condición física y lo que estás dispuesto a hacer para conseguir los mejores ingredientes. Es cuestión de crear un balance adecuado para poder darle al cuerpo lo que tanto necesita.

QUÉ VEGETALES DEBES COMER Y POR QUÉ

Donde sea que busques información alimenticia, estoy casi seguro de que uno de los primeros consejos que vas a encontrar es el de comer más vegetales. Nuestras madres buscaban todas las maneras para que comiéramos brócoli o espinaca. Pero, ¿cuál es el afán? ¿Por qué comer vegetales es tan importante?

Resulta que una dieta rica en vegetales es lo mejor que puedes hacer por tu salud y hábitos alimenticios.

La gran mayoría de los vegetales son bajos en grasa y calorías, y ninguno tiene colesterol. En general, los vegetales son ricos en ácido fólico, potasio y vitamina A, C y K. Los vegetales también ayudan a contrarrestar enfermedades crónicas y problemas del corazón.

Aunque la mayoría de los vegetales son buenos para ti, algunos deberían tener prioridad en tu dieta. Estos son los vegetales que se pueden convertir en el plato principal en vez del acompañante que usualmente le damos a los carbohidratos.

Espinaca

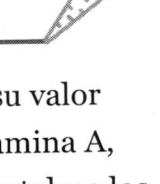

La espinaca es el primer vegetal en la lista por su valor nutricional. Una taza de espinaca te da 56% de vitamina A, que contribuye al crecimiento, y vitamina K, que fortalece los huesos y ayuda a sanar heridas más rápido. La espinaca también es rica en antioxidantes y ayuda a mantener la presión sanguínea bajo control. En 100 gramos de espinaca solo hay 23 calorías, y no tiene ni un gramo de azúcar. También ayuda con la digestión y previene el estreñimiento.

Algunas formas de añadir la espinaca a tus comidas son cocinándola al sartén y añadiéndola a cualquier plato, en sándwiches, ensaladas o batidas de fruta como una fuente de proteína.

Brócoli

El infame brócoli. Aunque muchos lo odian, está lleno de sulforafano, que proviene del glucosinolato. Existen estudios animales en los que se ha probado que el sulforafano reduce las células cancerosas, al igual que restringe el crecimiento de tumores. Así que el brócoli puede ayudar a protegerte de muchos tipos de cáncer, además de asistir con otros problemas de salud crónicos.

El brócoli está lleno de muchísimos nutrientes como vitamina C (ayuda al sistema inmunológico), vitamina K1 (ayuda a que la sangre coagule), potasio (controla la presión sanguínea), hierro (ayuda a que tu sangre transporte oxígeno por el cuerpo) y manganeso (ayuda con todas las funciones corporales). Se puede comer crudo, o lo puedes cocinar como quieras: hervido, al horno o al sartén.

Col rizada o verde

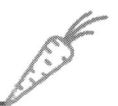

Este vegetal es mejor conocido como *kale*, su nombre en inglés. Es de hoja firme, densa y rizada como sugiere el nombre. La col rizada tiene una grasa llamada ácido alfa-linolénico, que es un tipo de omega 3. Esta ayuda con la presión arterial, la coagulación de la sangre e inflamación corporal. En una sola taza puedes encontrar hasta 286% de vitamina K, lo cual convierte este vegetal en la mejor forma de adquirir esta vitamina. Es bien alta en beta caroteno, que el cuerpo luego convierte en vitamina A.

Para las personas con deficiencias nutricionales, vegetarianos o veganos, este es el mejor vegetal por su alto contenido de calcio. La col rizada también tiene potasio y magnesio, los cuales ayudan a prevenir la diabetes tipo 2 y enfermedades cardíacas.

Se puede consumir en batidas, ensaladas y hasta solo. Una manera muy sabrosa de prepararlo es al horno. Muchas personas tratan de combinarlo con algo más, porque tiende a ser un vegetal agrio. Pero, mientras más crudo se pueda comer, mejor.

Zanahoria

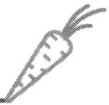

Su fuerte color anaranjado indica los niveles extraordinarios de beta caroteno que tiene, que como mencioné anteriormente, el cuerpo convierte en vitamina A. Una sola taza de zanahorias tiene 428% de esta vitamina. Un estudio reveló que integrar las zanahorias a las comidas diarias reduce el riesgo de cáncer de pulmón, al igual que cáncer de próstata. Este efecto es gracias a la cantidad de antioxidantes que cada porción tiene.

Dicen que comer zanahorias ayuda con la visión, y eso es muy cierto, gracias a la vitamina A. Igual ayuda con las funciones inmunológicas y reproductivas del cuerpo. La zanahoria se puede servir de merienda como se puede complementar en un plato con brócoli y papas, por ejemplo.

Ajo

El ajo ha sido parte de una dieta saludable desde la antigüedad. Su combinación de sulfuros es responsable de todos sus beneficios, en especial la alicina. Estos sulfuros se activan cada vez que uno pica, maja o muerde el ajo. Para los diabéticos, el ajo es uno de los vegetales más importantes. Este regula la azúcar en la sangre, baja el colesterol y hasta aumenta la sensibilidad a la insulina.

El ajo puede ayudarte a evitar resfriados y a combatirlos más rápido si te da uno. En el 2011, la casa publicadora científica Elsevier Ltd, publicó un estudio de la European Society for Clinical Nutrition and Metabolism, donde se experimenta con dos grupos de control. A uno se le dio un suplemento de ajo y al otro un placebo para probar las capacidades sanativas del ajo.

El estudio de doce semanas probó que el suplemento de ajo bajó las posibilidades de que a uno de los grupos le diera el resfriado común. En este mismo estudio, las personas ya enfermas lograron reducir sus síntomas de cinco días a uno y medio, en comparación con el placebo que le estaban administrando al otro grupo.

Sorprendentemente, el ajo también puede ayudar a combatir el Alzheimer y la demencia en personas mayores. Sabemos que uno de los causantes de estas dos condiciones es la oxidación celular en el cerebro que sucede con el pasar del tiempo. El ajo reduce el estrés que lleva a cabo esta oxidación, y crea las condiciones perfectas entre presión arterial y colesterol para evitar el desarrollo de estas dos enfermedades degenerativas.

El ajo se puede consumir por medio de suplementos, pastillas o en cualquier plato de comida en forma de condimento.

Jengibre

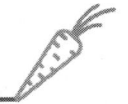

El jengibre es una raíz que, aunque es un vegetal, se identifica principalmente como una especia, y se puede usar en todo. Se puede hervir y tomarse como té, se puede moler o cortar para condimentar la comida y hasta se usa en algunos postres.

Sus propiedades antiinflamatorias ayudan a aquellos que sufren de osteoartritis, lupus y otras condiciones que afectan las articulaciones. El jengibre también se utiliza popularmente para tratar las náuseas, los dolores de estómago y, al igual que el ajo, para combatir resfriados.

Otros vegetales que tienen muchísimos beneficios son las batatas mameyas, coles de bruselas, espárragos, guisantes, cebollas, repollo, remolacha y setas.

Si te fijas, los vegetales que mencioné tienen grandes beneficios para la salud, más allá de ser buenos para tu alimentación. Comer vegetales es un método de prevención. Así como haces ejercicios para mantenerte en forma, puedes comer estos vegetales con frecuencia para mantenerte sano.

El simple acto de escoger estos vegetales para tu dieta hace un cambio increíble a largo plazo bajo las condiciones correctas. Con esto me refiero a que tengas cuidado con los aderezos y salsas que les quieras echar para condimentar. Muchas veces son los condimentos los que traen calorías y otros problemas a tus hábitos alimenticios.

Más que basar lo que comes en cuánto los disfrutas, hay que tener en cuenta que hay cosas que no saben muy ricas, pero son lo mejor para tu salud. Y no hay nada más delicioso que saber que estás viviendo una vida saludable.

ENFÓCATE Y CAMBIA TU NUTRICIÓN

Notas:

ORGÁNICO, ¿SÍ O NO?

Una tendencia de alimentación relacionada al bienestar, dietas y pérdida de peso es el consumo de productos orgánicos. Vemos que algunas personas a nuestro alrededor, especialmente quienes se caracterizan por llevar estilos de vida saludables, están optando por adquirir alimentos orgánicos para implementarlos en su dieta.

El tema en general crea muchas preguntas: ¿en qué consisten realmente estos productos? ¿Cuál es el proceso de producción? ¿Cuál es su contenido nutricional? ¿A qué se debe su popularidad en estos días? ¿Realmente vale la pena pagar más por alimentos orgánicos?

Con todas las alternativas de productos y actividades relacionadas al bienestar y la salud existentes en el mercado, es importante poder identificar en qué consiste cada uno, y cuáles son sus riesgos y beneficios. Esto nos ayuda a hacer una selección informada teniendo en cuenta cuáles son las opciones más adecuadas para nuestro cuerpo según nuestras necesidades individuales.

¿Qué son los productos orgánicos?

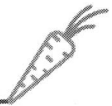

El Departamento de Agricultura define la agricultura orgánica como «un sistema de producción ecológica que promueve y mejora la biodiversidad, los ciclos biológicos y la actividad biológica del suelo. Se basa en el uso mínimo de insumos no agrícolas y en prácticas de manejo que restauran, mantienen y mejoran la armonía ecológica». Es decir, el término «orgánico» se refiere a la manera en que productos provenientes de la agricultura son cultivados y procesados.

Cada país regula el manejo de estos productos, y requiere principalmente que estos se cultiven sin utilizar pesticidas sintéticos, organismos modificados genéticamente (GMO), fertilizantes a base de petróleo o a base de aguas residuales.

El ganado utilizado para producir carnes, huevos y lácteos orgánicos también debe cumplir con unos requisitos tales como acceso al exterior y ser alimentados de manera orgánica. Las prácticas de la agricultura orgánica están enfocadas en los siguientes objetivos:

- Mejorar la calidad del suelo y del agua.
- Promover un ciclo autosuficiente de recursos en una granja.

- Proveer hábitats seguros y saludables para los animales de consumo.
- Permitir al ganado comportarse de manera natural.
- Reducir la contaminación.

Para tener una idea de la diferencia entre estos productos y los que consumimos regularmente, es importante destacar cómo se manejan y producen. Las frutas y vegetales producidos de forma tradicional o convencional se cultivan con fertilizantes químicos o sintéticos, y se controlan con herbicidas y pesticidas químicos.

En el caso de la carne, huevos y lácteos, el crecimiento del ganado se acelera y manipula con hormonas y se alimentan con organismos modificados genéticamente (GMO). Además, se les administran antibióticos y medicamentos para prevenir enfermedades, y no necesariamente tienen acceso al ambiente exterior.

Sustancias tóxicas en los alimentos

Uno come para sentirse bien, y para nutrir el cuerpo. El alimento es la gasolina de nuestro vehículo. Pero, ¿quién usa gasolina mala, sucia o diluida cuando quiere que su vehículo funcione bien? Eso es lo que hacemos cuando comemos cosas que no son buenas para nuestro organismo.

Para brindar un poco de contexto al proceso de producción de los alimentos, es importante conocer las prácticas nocivas involucradas. Según mencionamos, las prácticas tradicionales en la producción de alimentos incluyen el uso de pesticidas.

Los pesticidas son productos químicos utilizados en la agricultura para proteger los cultivos contra insectos y otras plagas, y son potencialmente tóxicos para los humanos. Pueden inducir efectos adversos para la salud, incluyendo el cáncer, y causan efectos sobre la reproducción, el sistema inmunitario o nervioso.

Antes de utilizarlos, deben analizarse para detectar todos los posibles efectos y riesgos en la salud. *La Administración de Drogas y Alimentos* (FDA por sus siglas en inglés) cuenta con un programa de monitoreo de pesticidas que se encarga de vigilar los residuos químicos de los pesticidas en la comida para asegurar que su uso es seguro.

En cuanto al uso de fertilizantes, estos se usan para aumentar la cantidad de nutrientes en el suelo y hacerlo más propicio para el crecimiento de plantas. Cuando son de origen químico, se filtran a través del suelo hacia el agua subterránea y otras fuentes de agua, aumentando el riesgo de contaminación ambiental y de cualquier organismo que entre en contacto con dichas fuentes de agua.

Por otro lado, el uso de los GMO ha ocasionado distintas opiniones en cuanto a su efecto negativo en los alimentos que consumimos.

Los organismos modificados genéticamente son plantas, animales y otros organismos cuyo ADN (material genético) ha sido modificado a través de la tecnología, pero el término se usa comúnmente para referirse a alimentos que se crean a través de la ingeniería genética.

A pesar de que la FDA (2020) describe los alimentos GMO como sanos y seguros para el consumo, las regulaciones de la agricultura orgánica, según descritas en el sitio web del Departamento de Agricultura (USDA por sus siglas en inglés), prohíbe su uso en la producción de alimentos, debido a su origen «no natural».

Beneficios de los alimentos orgánicos

Las prácticas de agricultura orgánica no pueden garantizar que los productos estén completamente libres de residuos, sin embargo, se utilizan métodos para minimizar la contaminación del aire, suelo y agua. Existen diversas opiniones en cuanto al consumo de alimentos orgánicos, pero estudios demuestran sus beneficios potenciales. Algunos de estos beneficios incluyen:

- Nutrientes – hay un aumento probado de algunos nutrientes en los productos orgánicos
- Ácidos grasos Omega-3 - se encuentran en carnes, huevos y lácteos orgánicos

- Menor contenido de metales tóxicos como el cadmio
- Menor contenido de residuos de pesticidas

La práctica de adquirir productos orgánicos se enfoca en minimizar los riesgos a la salud, así como reducir la contaminación ambiental. **Es importante destacar que la comida chatarra orgánica sigue siendo comida chatarra.**

La comida chatarra orgánica, a pesar de contener niveles más altos de antioxidantes, algunas vitaminas, minerales y ácidos grasos omega-3, también puede contener azúcares refinados y almidón, cuyo consumo en exceso puede ocasionar efectos adversos a la salud.

Para identificar cuáles de estos productos son realmente beneficiosos para nuestro cuerpo, es esencial revisar las etiquetas e identificar si, por ejemplo, el azúcar es añadida, si contiene aditivos o si está compuesto por una larga lista de ingredientes. Todos estos puntos pueden ser indicio de que el producto es un alimento altamente procesado.

Identificando productos orgánicos en el supermercado

Los productos orgánicos en los Estados Unidos tienen unos requisitos estrictos de empaque y etiquetado según el Departamento de Agricultura. A través de la etiqueta, no solo identificamos la cualidad de «orgánico» en un alimento, sino que podemos saber si este es 100% orgánico o hecho con ingredientes orgánicos.

La etiqueta o sello de un alimento orgánico debe estar visible para el cliente en todo momento y el panel informativo debe contener un listado completo de los ingredientes. Todo fabricante que etiquete un producto como «orgánico» y que no haya pasado por las debidas certificaciones del USDA, no puede utilizar el logo de la agencia.

Todos los ingredientes de los alimentos en la categoría de «100% orgánicos» deben ser orgánicos, al igual que su procesamiento. Pueden llevar el sello del USDA o el de «producto 100% orgánico» y deben identificar todos los ingredientes orgánicos usando el asterisco (*) u otro símbolo.

Los alimentos en la categoría de «orgánicos» deben estar compuestos de ingredientes agrícolas orgánicos y el porcentaje de ingredientes no-orgánicos no debe ser mayor de un 5%. Sus etiquetas deben especificar en el panel informativo el nombre de la agencia que emite la certificación. Pueden llevar el sello del USDA o el de «producto orgánico» y deben identificar todos los ingredientes orgánicos usando el asterisco (*) u otro símbolo.

Los alimentos «hechos con» ingredientes orgánicos son aquellos producidos con menos de un 70% de contenido orgánico (excluyendo sal y agua) y no necesitan estar certificados por el USDA. No es necesario que incluyan el sello ni la palabra «orgánico» en la etiqueta principal, sin embargo, deben identificar los ingredientes orgánicos usando el asterisco (*) u otro símbolo.

Los alimentos orgánicos y la pérdida de peso

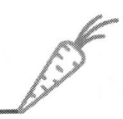

Como mencionamos al principio, el tema de los productos orgánicos es muy común en conversaciones sobre dietas y estilos de vida saludable. A través de los años, los expertos han debatido si los productos orgánicos son, de hecho, más nutritivos que los convencionales. Y entre todas las preguntas que nos hacemos acerca de ellos, se encuentra si estos nos ayudan a perder peso.

Algunos estudios demuestran que el consumo de alimentos con poco o ningún residuo de pesticidas en etapas tempranas de la vida determina el peso futuro del individuo.

Aunque el consumo de productos frescos y orgánicos aumenta la probabilidad de ingerir mayor cantidad de nutrientes que controlan el apetito, no se recomienda enfocar la nutrición únicamente en alimentos orgánicos cuando se está intentando perder peso.

Los hábitos y el estilo de vida, tales como la actividad física y la ingesta de nutrientes esenciales, también cuentan para lograr una diferencia significativa en el control del peso. **O sea, no vas a bajar de peso solo por comer alimentos orgánicos.**

Por otro lado, una de las preocupaciones principales ante la alternativa de los alimentos orgánicos es el costo. Muchas personas se preguntan si vale la pena pagar la diferencia en el precio de estos artículos.

Esta diferencia significativa en el costo, en comparación con los alimentos convencionales, se debe a que las prácticas agrícolas orgánicas y la producción de estos alimentos son más costosas. La decisión de consumir o no un alimento orgánico recae en tus prioridades.

> "Es importante tener en cuenta que, a pesar de los beneficios de los alimentos orgánicos, requieres los nutrientes necesarios y una dieta balanceada para estar saludable."

Notas:

¿QUÉ DEBO BUSCAR EN LOS EMPAQUES?

¿Quién no ha buscado en una etiqueta cuántas calorías tiene algún producto? Sin embargo, la etiqueta de información nutricional de los alimentos que consumimos contiene mucho más que eso. La información en las etiquetas de los productos nos dice mucho acerca de los nutrientes que contienen, sobre el proceso de producción y también nos avisan sobre precauciones que debemos tener manejando los alimentos.

Al leer esta sección, podrás explicar los componentes y el contenido de la etiqueta de información nutricional de los productos que consumes, y podrás escoger lo que realmente quieres la próxima vez que vayas al supermercado.

Beneficios de leer la información nutricional

La información nutricional en los alimentos por lo general nos dice que estos contienen una variedad de vitaminas y minerales. Entonces, ¿eso quiere decir que esos alimentos son saludables? No necesariamente.

En general, la cantidad de vitaminas y minerales en un producto no es la única información que nos dice si es saludable. Puede ser alto en vitaminas, pero también puede estar cargado de azúcar, y eso no suena muy beneficioso.

En un estudio publicado por la revista *Preventing Chronic Diseases* (2017), se demuestra que muchos consumidores tienen dificultad para interpretar las etiquetas nutricionales, y la comprensión de estas se relaciona con sus hábitos alimenticios.

Conocer la etiqueta y qué significa cada renglón también nos ayuda a saber cuándo un alimento es alto en algún ingrediente que debemos evitar, como la sal o el azúcar, para prevenir condiciones de salud como la diabetes y la obesidad.

También, la etiqueta nos ayuda a comparar a la hora de buscar sustitutos y evaluar alternativas saludables para poder continuar incluyendo en nuestra dieta los alimentos que nos gustan. No te preocupes, no tienes que dejar la pizza o el helado por completo. La diferencia es que no te los vas a comer a lo loco.

Muchos fabricantes de alimentos utilizan las etiquetas para incluir información que nos convenza a comprarlos. Para asegurar que la información que lees va a la par con el producto que vas a consumir, la *Administración de Drogas y Alimentos* (FDA) y el *Departamento de Agricultura* (USDA) han creado unas reglas estrictas que los fabricantes deben seguir. Están basadas en información científica e investigaciones, y toman en cuenta las condiciones de salud que usualmente son resultado de una pobre alimentación, como las enfermedades del corazón.

Drichoutis et al. (2006) confirman que, en efecto, exigir a los fabricantes colocar etiquetas de información nutricional en los alimentos puede ayudar a los consumidores a mejorar su selección de comidas y realizar cambios en su dieta.

Leer una etiqueta de información nutricional y enfocarnos solamente en una cosa, como las calorías, es como leer la mitad del libro. Si queremos entender, hay que leer el libro completo.

Aprendiendo a leer la etiqueta

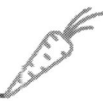

La información en la etiqueta de información nutricional nos ayuda a tomar decisiones informadas en cuanto a nuestra alimentación. En estas etiquetas vas a encontrar unos términos claves para que se te haga más sencillo entenderlas y utilizarlas.

A primera vista podemos identificar unas líneas más gruesas que dividen la información: las porciones, las calorías, los nutrientes, y las vitaminas.

Nutrition Facts

8 servings per container
Serving size 2/3 cup (55g)

Amount per serving
Calories 230

% Daily Value*

Total Fat 8g	10%
Saturated Fat 1g	5%
Trans Fat 0g	
Cholesterol 0mg	0%
Sodium 160mg	7%
Total Carbohydrate 37g	13%
Dietary Fiber 4g	14%
Total Sugars 12g	
Includes 10g Added Sugars	20%
Protein 3g	
Vitamin D 2mcg	10%
Calcium 260mg	20%
Iron 8mg	45%
Potassium 235mg	6%

* The % Daily Value (DV) tells you how much a nutrient in a serving of food contributes to a daily diet. 2,000 calories a day is used for general nutrition advice.

Imagina que estás en el supermercado y que acabas de agarrar un empaque de las galletas integrales que están en promoción a precio especial. Te llaman la atención, pero no te sientes seguro de comprarlas porque, aunque dicen ser integrales, siguen siendo galletas. Te preguntas si te convienen o no, porque estás en plan de controlar tu peso.

Por esto, decides evaluar la etiqueta de información nutricional, para que te ayude a tomar la decisión.

1. Una de las primeras frases que encuentras es «porción por envase/empaque» (*servings per container*). Esto se refiere a cuántas porciones de ese producto contiene el envase. **Sí, entendiste bien – un paquete puede tener muchas porciones y no te las debes comer todas a la vez.**

En cuanto a «tamaño de la porción» (*serving size*), esto es una información aproximada que se basa en la cantidad del alimento que típicamente consumimos de una sola sentada. Ejemplos de porciones pueden ser media lata de refresco, una rebanada de pan, una cucharada de jalea, tres galletas, etcétera.

En la revisión más reciente que la FDA le realizó a la etiqueta de información nutricional en 2016, se modificaron los tamaños de porción y la cantidad de porciones por empaque para que fueran similares a lo que de verdad comemos y bebemos.

Según Brown et al. (2018), la información nutricional en las etiquetas de los alimentos puede influir en el consumo, de forma que nos ayuda a mejorar el tipo de alimento que comemos y a servirnos porciones más apropiadas.

O sea, si ves que el tamaño por porción es un cuarto del paquete, multiplica todo lo que ves en la etiqueta por cuatro y así, del susto, comes menos.

2. Repasemos la parte que usualmente nos interesa más: las calorías (*calories*). Las calorías se refieren al total de energía que obtenemos del conjunto de carbohidratos, grasas, proteínas y alcohol en una porción de un alimento. Imagina las calorías como un surtido de entremeses variados: alimentos fritos, panecillos, trozos de vegetales y pedacitos de carne.

Los nutrientes en conjunto conforman el total de las calorías. **La necesidad de calorías en una persona depende de su edad, sexo, peso, altura y nivel de actividad física.** Tu nutricionista o proveedor de salud puede ayudarte a calcular la cantidad de calorías que deberías consumir según estos factores.

Los que se consideran más tecnológicos pueden visitar el sitio web de la FDA, que provee una calculadora para obtener este número.

3. El porcentaje (%) de valor diario (*daily value*) o % VD, muestra cuánto contribuye un nutriente en una porción de alimentos a nuestra dieta diaria total. Si la porción de avena que consumiste en el desayuno contiene 13% de fibra, quiere decir que debemos consumir el 87% restante en otros alimentos durante el día. El % VD nos ayuda a saber cuánto consumir cada día y no excedernos, y así, compensar los nutrientes con otros alimentos a lo largo del día sin renunciar totalmente a las comidas que nos gustan.

Actualmente, esos valores diarios se basan en una dieta de 2,000 calorías. La FDA establece, como guía general, que un nutriente con % VD de 5% (por porción) se considera bajo, mientras que un 20% se considera alto.

Los nutrientes en la etiqueta

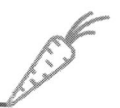

En la sección de los nutrientes encontramos información sobre las grasas, colesterol, sodio, carbohidratos, proteína, vitaminas y minerales, y su porcentaje de valor diario.

Aunque comer demasiada grasa puede provocar obesidad y otros problemas de salud, nuestro cuerpo la necesita, porque es una fuente importante de energía.

La grasa usualmente se mide en gramos y se recomienda, como regla general, escoger alimentos que tengan menos de tres (3) gramos de grasas por cada 100 calorías en una porción. Se sugiere consumir alimentos que contengan grasas no saturadas como las que se encuentran en los aceites vegetales o el pescado.

Estas grasas no aumentan los niveles de colesterol como lo hacen las grasas saturadas y las grasas trans. A pesar de que el colesterol no es completamente malo, es importante mantener control de las cantidades en que lo consumimos, porque ya nuestro propio cuerpo lo produce.

Otro renglón de la etiqueta que solemos vigilar comúnmente es el sodio. Casi todos los alimentos contienen sodio, porque ayuda a preservarlos y añade sabor. En cantidades pequeñas, el sodio ayuda al cuerpo a mantener un balance apropiado de fluidos. Por eso, cuando lo consumimos en exceso, podríamos sentir que se nos hinchan las manos o los pies debido a la retención de agua.

En cuanto a la sección de carbohidratos, esta incluye también la fibra y los azúcares. La manera más saludable de consumirlos es a través de alimentos como frutas, vegetales y alimentos integrales como panes, pastas y arroz integral. La mayor parte de las calorías que consumes por día vienen a través de carbohidratos.

Si notas que la cantidad de azúcar es bien alta en un producto, quizás contiene azúcar añadida. Estas azúcares realmente no aportan nutrientes a nuestro cuerpo, y las encontramos en comidas y bebidas como los refrescos y los dulces.

Ejemplos de azúcares añadidos son el azúcar de mesa (la que le ponemos al café), el azúcar de los siropes y el de los jugos concentrados, entre otros. En el caso de la fibra, esta no tiene calorías, nos ayuda a sentirnos llenos y a mantener el sistema digestivo saludable. Se recomienda ingerir alimentos que contengan al menos tres gramos de fibra por porción.

La proteína que usualmente consumimos a través de las carnes, pescados, lácteos, huevos, granos y vegetales ayuda a producir energía cuando el cuerpo no obtiene suficientes carbohidratos o grasas. Aunque la etiqueta no indica el % VD, se recomienda ingerir cantidades moderadas de proteína.

4. Llegando al final de la etiqueta, encontramos las vitaminas y minerales que aportan sustancias para que nuestro cuerpo se mantenga funcionando bien y ayudan a minimizar el riesgo de problemas de salud y condiciones serias. Estas se encuentran mayormente en las frutas y vegetales.

No olvides revisar el listado de ingredientes. Aparece en orden descendente comenzando por aquellos ingredientes con mayor cantidad. Esta información nos ayuda a reconocer cuando el alimento contiene azúcares añadidos, sustancias químicas o algún ingrediente al cual seamos alérgicos y que debamos evitar.

Mientras más ingredientes tenga, más se procesó el alimento y menos cualidades saludables tiene. O sea, si miras un pan integral y la lista de ingredientes es bien larga y no menciona la harina integral hasta el tercer o cuarto lugar, no lo compres.

Términos nutricionales

En muchas ocasiones, los fabricantes utilizan ciertas palabras para decirnos que su producto es saludable y convencernos de comprarlo. Algunas son:

- «*Light*» - alimentos procesados para reducir su cantidad de calorías o grasa.

- «Bajo en grasa» - se ha reducido la cantidad de grasa, pero se le añade más azúcar para compensar.

- «Bajo en calorías» - contienen un tercio menos de calorías que el producto original.

- «Sin azúcar añadida» - el hecho de que no tengan azúcar añadida no significa que sean saludables; en algunos casos se les agregan sustitutos de azúcar que no son tan saludables.

Para establecer la diferencia y reconocer si verdaderamente el producto es lo que anuncia la etiqueta, debes conocer los valores para cada clasificación. Si la etiqueta dice que el producto es «bajo en calorías», debe tener cuarenta (40) calorías o menos por porción. Si es «bajo en colesterol» debe tener veinte (20) miligramos o menos de colesterol, y dos gramos o menos de grasa saturada por porción.

En el caso de los «reducido en X nutriente», deben tener al menos 25% menos de ese nutriente que el producto original, mientras que los «alto en X nutriente» deben proveer 20% o más.

Los que se presentan como «buena fuente de» deben proveer al menos 10-19% del valor diario de esa vitamina o nutriente por porción, y los «excelente fuente de» deben proveer al menos 20%. Aquellos productos rotulados como «libre de calorías» no deben exceder de cinco calorías por porción, mientras que los «libre de grasa/azúcar», no deben exceder menos de medio gramo de grasa o azúcar.

Los productos considerados como «bajo en sodio» deben tener 140 miligramos o menos de sodio por porción. Alimentos marcados como «integrales», como las galletas del ejemplo, deben tener al menos ocho gramos de grano integral por porción.

Consejos para sacar provecho a la información nutricional y mejorar tu dieta

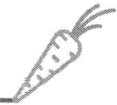

Aunque parezca un poco intimidante, aprende a leer la etiqueta de información nutricional y descubre lo interesante que es conocer sobre los alimentos que consumes, los nutrientes que contienen y cómo las cantidades de las porciones te afectan o te benefician.

> "Usa la etiqueta y la lista de ingredientes no solo cuando quieras bajar de peso, sino para nutrir tu cuerpo con alimentos que lo ayuden a funcionar mejor."

Selecciona alimentos bajos en grasa saturadas, azúcar añadida y sodio, y alimentos altos en vitaminas, minerales y fibra, como las frutas y vegetales. Así, puedes reducir el riesgo de enfermedades crónicas, mantener control en tu peso y ayudar a tu cuerpo a satisfacer sus necesidades nutricionales.

EFECTOS DEL ESTRÉS EN LA SALUD

¿Te ha pasado que a veces sientes una gran presión pensando en el trabajo, o que no puedes dormir preocupado por alguna enfermedad? ¿En ocasiones comes de prisa porque estás demasiado ocupado durante el día? Esto puede ser señal de que estás experimentando estrés.

En algún momento, todos hemos pasado por situaciones que nos ocasionan estrés y trastocan nuestra vida. Existen varios tipos de estresores que conllevan riesgos a nuestra salud, tanto física como mental.

Algunos estresores ocurren una que otra vez y desaparecen, pero otros pueden repetirse por un largo período de tiempo.

Algunas personas pueden manejar el estrés efectivamente y se recuperan de esos eventos más rápido que otras. Sin embargo, cuando el estrés persiste en nuestro día a día y no logramos manejarlo efectivamente, puede convertirse en un problema.

El estrés puede llegar a afectarnos emocionalmente, pero también puede afectar nuestras relaciones interpersonales y estado de ánimo, cambiar la manera en que nos comportamos y, peor aún, interrumpir el funcionamiento adecuado de nuestro organismo.

Aunque no todo el estrés es negativo, es importante reconocer sus síntomas, el impacto en nuestra salud y qué podemos hacer para manejarlo.

¿Qué es el estrés?

La palabra estrés es muy común. La mayoría del tiempo la utilizamos para describir cualquier situación que nos incomode y nos quite nuestro sentido de tranquilidad. Muchos hemos tenido algún compañero de trabajo o familiar que nos irrita con su forma de ser o sus acciones, o pasamos por alguna situación que no nos dejó dormir. Si alteran nuestro estado de ánimo o comportamiento usual, o si nos hacen sentir mal físicamente, entonces podemos concluir que nos ocasionan estrés.

El estrés es una reacción natural física y mental a cambios, retos y otras experiencias de la vida. Es la forma en que nuestro cuerpo responde a situaciones peligrosas, ya sean reales o percibidas. Cuando nos sentimos amenazados, ocurre una reacción química en nuestro organismo que nos permite actuar y prevenir algún daño. Esta reacción en respuesta al estrés se conoce como "lucha o fuga" (*fight or flight*), que nos prepara para actuar y protegernos.

El estrés a corto plazo se conoce como estrés agudo, mientras que el estrés a largo plazo se conoce como estrés crónico.

> "Nuestros cuerpos están diseñados para lidiar con pequeñas dosis de estrés. Pero, no estamos equipados para manejar el estrés a largo plazo sin experimentar consecuencias negativas."

En una investigación realizada por Borikar y Sheth (2016), se descubrió que el impacto del estrés en el cuerpo humano puede variar dependiendo de su gravedad. Cuando se prolonga por mucho tiempo, puede provocar daños irreversibles.

A corto plazo, el estrés puede ser útil, porque nos ayuda a prepararnos para enfrentar alguna situación y nos da energía para hacer cosas cada día. En situaciones que no ponen en peligro la vida, el estrés puede motivar a las personas, como cuando necesitan tomar un examen o asisten a una entrevista de empleo. Pero, a largo plazo, puede causar problemas serios de salud, empeorar enfermedades existentes y llevarnos a sufrir condiciones de salud mental como ansiedad y depresión.

Un ejemplo sencillo y común de la reacción de nuestro cuerpo ante el estrés es cuando nos tropezamos. Nuestro cuerpo reacciona rápido para impedir o amortiguar la caída con las manos, intentando evitar que el golpe sea mucho peor.

También, reaccionamos ante la amenaza de un accidente automovilístico; frenamos el carro de golpe para evitar chocar a otra persona. Otras situaciones que también nos ocasionan estrés son aquellas relacionadas a la presión escolar, familiar, laboral, preocupaciones financieras o cualquier otra responsabilidad del día a día.

Situaciones cotidianas como encontrar tráfico pesado, perder el autobús y tener fechas límite en el trabajo, así como cambios repentinos como la pérdida del trabajo o el divorcio son estresores muy comunes y de gran impacto para nosotros. De hecho, un estudio realizado por la *Asociación Americana de Psicología* en 2019 dice que seis de cada diez adultos identifican el trabajo (64%) y el dinero (60%) como los estresores más importantes.

Otros temas de actualidad como el discrimen, la accesibilidad a servicios de salud y el contenido negativo que las personas consumen a través de los medios de comunicación son fuentes importantes de estrés. Los eventos traumáticos como accidentes, violencia doméstica y sexual, presenciar o ser víctima de un crimen y eventos negativos que afectan nuestra comunidad como guerras y pandemias pueden hacer que las personas experimenten un estrés traumático.

Este tipo de estrés se presenta con síntomas emocionales y físicos angustiantes que perduran por distintas cantidades de tiempo, según la persona y su capacidad para lidiar con ellos.

Síntomas del estrés y sus efectos en nuestra salud

El estrés puede sentirse y percibirse distinto según la persona. Quizás para ti perder el empleo representa una oportunidad para crecer y mejorar profesionalmente, pero para otra persona, es una experiencia llena de preocupaciones, impotencia y desesperanza.

Manejar el estrés puede ser un reto para muchos, en especial cuando experimentamos estrés crónico, ya que el cuerpo no recibe una señal clara para regresar a su funcionamiento normal. Esas reacciones químicas que suceden de manera normal, cuando ocurren a largo plazo de manera repetitiva, comienzan a interferir con los sistemas de nuestro cuerpo.

Cuando la presión que el estrés ejerce en nuestro cuerpo continúa por mucho tiempo, este comienza a sufrir problemas de salud como enfermedades cardíacas, alta presión, diabetes, depresión, entre otras. Mientras más dura, peor es para nuestro cuerpo y nuestra mente. Las manifestaciones más comunes del estrés en las personas incluyen:

- Manifestaciones físicas: dolor de cabeza, muscular, de pecho y estómago, fatiga, cambios en el deseo sexual y problemas de sueño.

- Manifestaciones en el estado de ánimo: ansiedad, inquietud, falta de motivación, falta de enfoque, sentirse abrumado, irritabilidad, enfado, tristeza y depresión.

- Manifestaciones en la conducta: comer en exceso, comer muy poco, arrebatos de ira, abuso de drogas o alcohol, enajenación y ejercitarse con menos frecuencia.

Existen varios factores como hormonas, mediadores neuroendocrinos, péptidos y neurotransmisores que están involucrados en la respuesta del cuerpo al estrés. Muchos trastornos se originan por el estrés, especialmente si este es severo y prolongado.

Nuestro sistema nervioso central es quien trabaja en conjunto con el sistema endocrino y les avisa a las glándulas adrenales para que liberen las hormonas de estrés:

adrenalina y cortisol. Cuando esto sucede, se aceleran los latidos del corazón y se envía sangre a las áreas que más lo necesitan.

Bajo estrés, el cuerpo trabaja para que el corazón bombee con más fuerza, haciendo que aumente la presión arterial. Si el estrés persiste, el corazón trabajará demasiado, aumentando los riesgos de sufrir un derrame cerebral o un ataque cardíaco.

Durante la respuesta al estrés, la respiración se acelera para distribuir rápidamente oxígeno al cuerpo. Si la persona ya tiene un problema respiratorio, el estrés lo puede empeorar. Cuando lo que nos ocasiona estrés desaparece, los sistemas vuelven a la normalidad, pero si el estresor persiste, la respuesta de nuestro cuerpo va a continuar repitiéndose haciendo que los órganos trabajen más de lo normal.

El sistema digestivo también se ve afectado cuando sufrimos de estrés. El hígado produce glucosa adicional para proveer energía. El cuerpo no siempre puede manejar este exceso de glucosa, aumentando el riesgo de desarrollar diabetes tipo 2.

La forma en que se mueven los alimentos por el cuerpo también puede verse afectada, provocando diarrea, estreñimiento, náuseas, vómitos o dolor de estómago. Por otro lado, los músculos que se tensan para protegerse de lesiones cuando se está estresado tienden a liberarse nuevamente una vez que te relajas, pero si estás constantemente bajo estrés, es posible que tus músculos no tengan la oportunidad de relajarse, causando dolores de cabeza y otros dolores corporales.

El estrés estimula el sistema inmunológico, lo que puede ser una ventaja para situaciones inmediatas. Esta estimulación puede ayudarnos a evitar infecciones y curar heridas. Cuando el estrés es constante, las hormonas del estrés terminan debilitando el sistema inmunológico reduciendo la respuesta del cuerpo a virus y bacterias. Esto nos hace más susceptibles a enfermedades como el catarro y la influenza, así como a otras infecciones.

Nuestro sistema reproductor también se ve afectado por el estrés constante ocasionando que perdamos el deseo sexual. A corto plazo, el estrés puede hacer que los hombres produzcan más testosterona, la hormona masculina, pero si continúa durante mucho tiempo, los niveles de testosterona pueden comenzar a disminuir, interfiriendo con la producción de esperma y causando disfunción eréctil o impotencia.

El estrés crónico también puede aumentar el riesgo de infección para los órganos reproductores masculinos como la próstata y los testículos. En el caso de las mujeres, el estrés puede afectar el ciclo menstrual, causando períodos irregulares y más dolorosos, y también puede exacerbar los síntomas físicos de la menopausia.

Consejos para manejar el estrés

Cuando tomamos medidas para controlar nuestro estrés, reducimos el riesgo de sufrir enfermedades, mejoramos nuestras relaciones y nuestra calidad de vida y solucionamos muchos problemas relacionados a nuestra digestión y a las comidas que escogemos.

Aunque existen tratamientos psicológicos y farmacológicos para manejar el estrés cuando afecta nuestras relaciones y nuestra capacidad para trabajar, **existen otras opciones que podemos explorar para manejar nuestro estrés en el día a día.** Tal como recomienda el *Instituto Nacional de Salud Mental,* es importante comenzar por observarnos e identificar la respuesta de nuestro cuerpo ante situaciones de estrés.

Escribe aquellas situaciones o interacciones que te están causando estrés y desarrolla un plan para abordarlas. Vigila comportamientos como aumentar el consumo de alcohol, cambios en tus hábitos alimenticios o patrón de sueño, falta de energía, irritabilidad, entre otros. Esto te puede ayudar a reconocer el efecto que los distintos estresores tienen sobre ti y a evaluar las consecuencias que podrías sufrir si estos hábitos o conductas se salen de control.

Haz una lista de las tareas que debes o quieres hacer y establece prioridades al comienzo de tu día. Esto puede ayudarte a crear expectativas razonables y a pedir ayuda con tus responsabilidades cuando sea necesario. Aprende a decir «no»; esto es sumamente importante cuando se nos presentan compromisos que humanamente no podemos cumplir. Enfócate en lo que has logrado al final del día en lugar de aquello que no pudiste hacer.

Toma tiempo para llevar una vida activa y hacer ejercicios, aunque sea una caminata corta. Esto no solo te ayudará a mantener un peso saludable y a mejorar tu resistencia, sino que puede ayudarte a despejar la mente y mejorar tu estado de ánimo.

> **Ve al quiropráctico – es difícil manejar situaciones estresantes cuando tu cuerpo no está alineado.**

Actividades relajantes como la meditación, yoga, pasatiempos que te hagan sentir pleno, y otras actividades relacionadas al bienestar, también son alternativas recomendables para el manejo del estrés.

Además de estas actividades, es recomendable que descanses tu cuerpo y tu mente. Asegura dormir de siete a ocho horas al día y evita cosas que puedan interrumpir tu sueño, como el consumo de cafeína en exceso y las distracciones antes de dormir.

Mantente conectado y construye relaciones fuertes y positivas; rodéate de personas que te brinden apoyo y comprensión. Comunícate con familiares, amigos o personas de confianza y déjales saber cómo te sientes. No olvides que no estás solo.

Acepta ayuda, ideas y perspectiva cuando así lo necesites, pero aprende a reconocer cuando debas alejarte por un momento si te sientes demasiado agobiado.

Respira profundo, cuenta hasta diez y toma tu tiempo para liberar esos sentimientos y emociones negativas. Como has podido leer en esta sección, el estrés es una respuesta normal de nuestro cuerpo, y todos lo hemos experimentado en algún momento de nuestra vida. Por esto, no debes dudar en consultar con tu quiropráctico si sientes alguna preocupación relacionada al estrés, sus efectos en tu cuerpo y tu forma de manejarlo.

Si continúas sintiéndote abrumado y no sabes cómo enfrentar tu situación, no dudes en consultar con un psicólogo u otro profesional que pueda brindarte técnicas para manejar el estrés de manera efectiva.

Si tienes problemas con drogas o alcohol, o si tienes pensamientos suicidas, debes buscar ayuda inmediatamente.

Un profesional puede ayudarte a identificar qué comportamientos o situaciones contribuyen con tu estrés y desarrollar un plan de acción para cambiarlos.

El estrés puede pasar de ser algo cotidiano y pasajero, a un problema de salud física y mental serio. Por esto, no debes ignorar los síntomas ni los estresores que puedan estar causándolos. Hay recursos y tratamientos disponibles para ayudarte.

CÓMO TENER METAS REALISTAS

Cuando decidimos hacer cambios en nuestras vidas, pensamos que tomar la decisión es el primer y único paso. Te dices «voy a cambiar» sin determinar qué vas a cambiar, cómo, ni cuánto tiempo o esfuerzo te va a tomar. Aunque tomar esa decisión es un paso gigante y muy importante, no podemos olvidar que las metas no pueden ser una sola idea que lo abarque todo.

Las metas se logran más consistentemente cuando se dividen por partes. ¿O tú bajas las escaleras de un solo brinco en vez de ir de escalón a escalón?

En nuestro caso, para poder lograr grandes cambios alimenticios es mejor hacer cambios pequeños que se van acumulando con el tiempo. Con esto me refiero a que tenemos que ser honestos con nosotros mismos y nuestro proceso, tenemos que aceptar la realidad del asunto.

¿Qué es una meta inalcanzable? Una meta a la que no es

posible llegar en los términos que se han determinado. En cuanto a tu salud alimenticia, algunas metas inalcanzables son dejar de comer lo que usualmente comes de la noche a la mañana, y cambiar tu dieta entera de cantazo, o esperar ejercitarte con mucha energía del primer intento. También, es irreal pensar que nunca te vas a rendir, y que tienes que mantenerte firme y disciplinado durante toda la trayectoria. A eso, añádele querer hacer todo esto sin ayuda, sin consultas, tú solo.

Aunque sé que suena como exactamente lo que quieres hacer, este plan de acción tiene muchísimos problemas. Siempre he creído que tomar la decisión no es la parte difícil. Cuando se complica la cosa es cuando tenemos que dar el primer paso y poner el plan en acción.

Materializar nuestras intenciones y metas no es fácil. Por algo es que decimos que «con la boca es un mamey». Es importante empezar con un plan detallado, con metas a corto y largo plazo que puedes cumplir. Pero ¿por dónde se empieza?

> Justo luego de decirte «quiero cambiar», haz el compromiso de llevar a cabo el cambio. Puedes querer cambiar, pero, si no lo haces, no cambia nada.

A muchas personas le funciona poner sus metas por escrito, como un contrato o una notita que puedas mirar como recordatorio de tu compromiso. Escribir tus intenciones en papel es cómo tener una conversación contigo mismo en la que te dices qué quieres hacer para mejorarte. Pensar fuera de nuestra cabeza ayuda a hacer esas metas un poco más tangibles.

Recomiendo que hagas el ejercicio, busca un papel y escribe algo que quieras cambiar para mejorar tu salud alimenticia. Puedes hasta añadirle motivos, ideas para llegar a la meta, comidas que quieres cocinar, escribe todo lo que creas que necesites para poder lograr tu meta.

Si quieres, puedes tomar nota de lo que comes al día y cuándo para poder hacer comparaciones. **No te limites, este plan es para ti solamente. Quien lo tiene que entender y seguir eres tú.**

Ahora que sabes lo que quieres lograr, es momento de empezar a considerar cómo lo quieres lograr. El siguiente paso es planificar metas pequeñas para empezar. Uno se come el sándwich un bocado a la vez, no te lo puedes meter entero a la boca. No hay meta demasiado pequeña. Todos nos movemos a velocidades diferentes. Por ejemplo, una buena meta a corto plazo es dejar de tomar soda por una semana. Y cuando llegues a los siete días sin soda, trata dos semanas, y así sucesivamente.

No trates de pasar un mes entero en el primer intento, porque romper costumbres toma tiempo. Puede que falles en el proceso, y eso te puede frustrar. Así es que dejamos las cosas a mitad. Poco a poco, ve cambiando las comidas en tu casa, tus hábitos alimenticios, etcétera. Puede ser hasta un día a la vez. El punto es que te propongas hacer lo que tú sabes que puedes hacer.

Una vez tengas tus metas a corto plazo planificadas, puedes empezar a pensar en otras metas a largo plazo. La disciplina no se desarrolla de ahora para ahora, toma práctica y paciencia.

Algunos ejemplos de metas a largo plazo son perder cincuenta libras en un año, o aprender a comer ciertos vegetales que no te gustan pero que sabes que son buenos para ti. Son metas grandes, a las que se llega por medio de cumplir muchas metas a corto plazo, como montar un rompecabezas.

Ten paciencia y comprensión contigo mismo. Estos procesos toman tiempo, y pueden incluir fracasos y perseverancia. Entiende que vas a flaquear y que el mundo no se va a acabar porque te tomes un «sorbito» de soda las primeras semanas. Después de todo, muchas de las metas alimenticias que nos proponemos tienen que ver con romper hábitos adictivos. Es normal querer volver a como estabas antes, pero queda de ti seguir tu plan imperfectamente hasta llegar a la perfección.

Pide ayuda cuando la necesites. Si sientes que no puedes ejercitarte solo, pídele a un amigo que te acompañe o que te motive a moverte cuando no tengas ganas. Si sientes que no aguantas la tentación con la comida, limita lo que compras.

Si durante tu periodo de ajustes y cambios alimenticios no te sientes bien, consulta a tu quiropráctico.

A medida que vayas logrando tus metas a corto y largo plazo, ¡sigue añadiendo más metas! Sentir que ya lograste lo que querías y que todo te parece fácil viene de tu crecimiento. Necesitas un reto nuevo, así que no pares solo porque llegaste. La consistencia es clave para llevar una buena nutrición.

Te aconsejo que sigas haciendo planes y determinando metas hasta que se convierta en segunda naturaleza, por ejemplo, escoger tomar agua sin ni siquiera pensar en los refrescos.

Para terminar, quiero resumirte todo esto.

- Decide cambiar, haz un compromiso y crea un plan con metas a corto y largo plazo.
- Al ponerlo en acción, pide ayuda cuando la necesites.
- Cuando cumplas tus metas, sigue añadiendo y creciendo saludablemente.
- No te abrumes con el primer obstáculo.

ENFÓCATE Y CAMBIA TU NUTRICIÓN

- No te pongas metas intangibles como correr cinco millas mañana por la mañana. Empieza con media milla, y ve añadiendo con el tiempo.

No trates de comerte el mundo de un solo mordisco. Esa actitud aumenta las posibilidades de que falles.

> "Sé paciente y comprensivo con tu proceso de crecimiento."

Tú tienes el control de lo que haces o no haces. Motívate con el hecho de que nuestro bienestar depende de una buena alimentación. Mientras más cambios hagas, mejor comes, mejor te sientes. ¡Toma control, tú puedes!

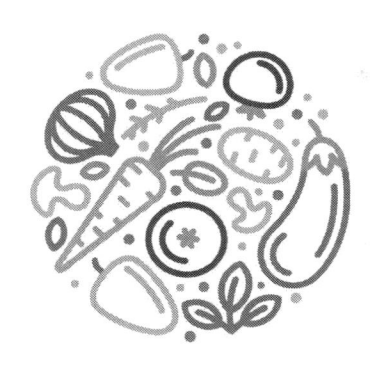

LA OBESIDAD Y SUS EFECTOS

Uno de los temas que nunca falta en nuestras conversaciones es el del peso y la dieta. Los términos de obesidad y sobrepeso se asocian al aumento de peso debido a la falta de ejercicio o al consumo excesivo de comida chatarra.

En ocasiones, pensamos que una persona obesa es solamente aquella que pesa, por ejemplo, más de 400 libras, y que no tiene fuerza de voluntad y disciplina para hacer un cambio en su condición física. **Sin embargo, una persona puede ser obesa y no representarlo en su exterior.** Esta forma de pensar y definir la obesidad se debe precisamente a esa percepción errónea que tenemos sobre lo que significa estar obeso y de cómo se debe ver una persona obesa.

Al finalizar esta sección, podrás diferenciar los conceptos de obesidad y sobrepeso, y conocer por qué la obesidad se considera como una enfermedad. Además, aprenderás a reconocer si tu peso actual se considera como obesidad o sobrepeso, y cómo realizar cambios sencillos en tu estilo de vida que te ayuden a lograr y mantener un peso saludable.

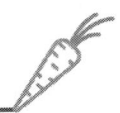

¿Qué es la obesidad?

La obesidad y el sobrepeso son condiciones de salud cada vez más comunes en los Estados Unidos. Según los *Centros para el Control y la Prevención de Enfermedades* (CDC), la obesidad afecta al 42.8% de los adultos de mediana edad. La obesidad está relacionada con varias otras enfermedades crónicas, como enfermedades cardíacas, diabetes tipo 2, apnea del sueño, entre otras.

La *Organización Mundial de la Salud* (OMS) sostiene que, tanto la obesidad como el sobrepeso, se definen como una acumulación anormal de grasa que puede afectar la salud de forma negativa. Es decir, cuando aumenta el tamaño y la cantidad de células grasas, la grasa se acumula en el cuerpo de forma excesiva. Esto puede ocurrir por una combinación de factores como el consumo en exceso de alimentos, la falta de actividad física y elementos genéticos.

Por otra parte, la *Asociación Médica de Obesidad* define la obesidad como una «enfermedad crónica, recurrente, multifactorial y neuro-conductual, en la que un aumento de la grasa corporal promueve la disfunción del tejido adiposo y las fuerzas físicas anormales de la masa grasa, lo que resulta en consecuencias adversas para la salud metabólica, biomecánica y psicosocial».

En palabras sencillas, la obesidad, como cualquier enfermedad, tiene múltiples causas y factores que impactan el funcionamiento óptimo del organismo, ocasionando daños considerables en el cuerpo y en la mente.

Una investigación realizada por *Ofei* (2005) validó que, actualmente, existe una epidemia mundial de obesidad en todos los grupos de edad y en países desarrollados y en desarrollo, y que es un factor de riesgo que ocasiona varias enfermedades no transmisibles, discapacidad significativa y muerte prematura.

Hace un tiempo atrás, la obesidad no era considerada una enfermedad, y por muchos años las personas la asociaron con la falta de disciplina para llevar una alimentación adecuada y un estilo de vida activo.

Esta forma de pensar promueve prejuicios contra las personas obesas, como por ejemplo, que su obesidad es resultado de su falta de voluntad para llevar un estilo de vida sano, y les impide tener acceso a tratamientos de salud que les ayuden a mejorar su condición.

Por esto, **en 2013, la *Asociación Médica Americana* (AMA) clasificó la obesidad como una enfermedad crónica.** Gracias a eso, hoy día se ofrece una mejor capacitación sobre obesidad para el personal de salud, se redujo el estigma y los prejuicios en la comunidad, se incluyen mejores beneficios en los seguros médicos para acceder a tratamientos específicos para la obesidad, y aumentó el interés en el financiamiento de investigaciones para estrategias de prevención y tratamiento.

Conociendo el índice de masa corporal

Para determinar si una persona está sobrepeso u obesa, se utiliza el índice de masa corporal (IMC, o BMI, por sus siglas en inglés). La OMS clasifica el sobrepeso y la obesidad en adultos de la siguiente manera: **si el IMC es igual o mayor de 25, se considera como sobrepeso, mientras que un IMC mayor o igual a 30, es indicativo de obesidad.**

El IMC es un índice simple que se obtiene dividiendo el peso de una persona en kilogramos entre el cuadrado de su altura en metros (kg / m2). Para calcularlo utilizando nuestro sistema métrico (en libras y pulgadas), el CDC recomienda utilizar la siguiente fórmula: divida el peso (libras) entre la altura (pulgadas) al cuadrado y multiplique por 703.

Si su calculadora tiene una función cuadrada, divide el peso (libras) por la altura (pulgadas) al cuadrado, multiplique por 703 y redondee a un decimal. Si tu calculadora no tiene esa función, divide el peso por la altura dos veces, multiplica por 703 y redondea a un decimal.

Vamos a calcular el IMC de Juan, que pesa 182 libras y mide 64 pulgadas: (182 / 64 / 64) x 703. El IMC de Juan es de 31.2, lo que refleja una condición de obesidad.

Causas de la obesidad

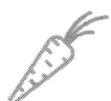

A nivel mundial, hemos experimentado un aumento en el consumo de alimentos que son ricos en grasas y azúcares, así como también hay un aumento en la inactividad física debido a los estilos de vida cada vez más sedentarios en cuanto a los tipos de trabajos, medios de transportación y urbanización.

A pesar de que comer en exceso y llevar un estilo de vida sedentario es lo primero que se nos viene a la mente cuando pensamos en obesidad, es importante mencionar otros factores que contribuyen a esta condición.

> Según la OMS, la causa fundamental de la obesidad y el sobrepeso es un desbalance energético entre las calorías consumidas y las utilizadas. Es decir, la cantidad de energía que entra al cuerpo no es la misma que sale.

La energía que entra al cuerpo proviene de las calorías que consumimos en los alimentos, mientras que la energía que sale es la que el cuerpo usa para realizar actividades de su funcionamiento como respirar o hacer digestión. Este desbalance hace que el cuerpo almacene la grasa.

Además de esto, existen medicamentos y condiciones de salud que ocasionan sobrepeso y obesidad. Entre estas condiciones se encuentran los síndromes genéticos y desórdenes del sistema endocrino como el hipotiroidismo.

Factores de riesgo

Al igual que en las demás enfermedades, existen varios factores de riesgo para el sobrepeso y la obesidad. Algunos de ellos se pueden modificar, como el estilo de vida y alimentación, mientras que otros, como la edad o la raza, no se pueden cambiar.

Además de la falta de actividad física y la alimentación poco saludable, la falta de sueño y el exceso de estrés también pueden aumentar el riesgo de sobrepeso y obesidad. También existen factores sociales y ambientales pueden aumentar el riesgo.

Por ejemplo, vivir en una comunidad insegura y poco saludable, tener poco o ningún acceso a facilidades recreativas que fomenten la actividad física, el fácil acceso a establecimientos de comida chatarra, acceso limitado a parques, y exposición a productos químicos que ocasionan cambios hormonales, entre otros, son factores de riesgo asociados con la obesidad.

El sobrepeso y la obesidad se encuentran más comúnmente en algunos grupos minoritarios raciales y étnicos. Según el CDC, los negros no hispanos (49.6%) tuvieron la mayor prevalencia de obesidad según la edad, seguidos por los hispanos (44.8%), blancos no hispanos (42.2%) y los asiáticos no hispanos (17.4%).

La prevalencia de obesidad fue de 40.0% entre adultos jóvenes de 20 a 39 años, 44.8% entre adultos de entre 40 y 59 años, y 42.8% entre adultos de 60 años o más. El sexo de una persona también puede afectar la forma en que el cuerpo almacena la grasa. La obesidad es más común en mujeres negras o hispanas que en hombres (negros o hispanos).

Síntomas y complicaciones de la obesidad

A pesar de que no hay síntomas específicos para identificar la obesidad, un IMC alto y una distribución de grasa anormal, como por ejemplo, un aumento considerable en la circunferencia de la cintura, pueden ayudar al paciente y a su proveedor de salud a realizar un diagnóstico, desarrollar un tratamiento y prevenir complicaciones.

Entre las complicaciones más comunes de la obesidad según el CDC, se encuentran:

- Enfermedades cardíacas
- Accidente cerebrovascular (*stroke*)
- Diabetes tipo 2
- Osteoartritis
- Problemas respiratorios
- Dolores o afecciones músculo-esqueletales
- Incontinencia urinaria
- Problemas de salud mental como baja autoestima, ansiedad y depresión
- Distintos tipos de cáncer
- Pobre calidad de vida

Prevención y manejo de la obesidad

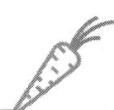

La obesidad es una enfermedad común de importancia clínica y de salud pública y, además, es una condición previsible (Orfri, 2005).

La recomendación principal a las personas para prevenir y tratar el sobrepeso y la obesidad es realizar cambios en su estilo de vida que incluyan una alimentación saludable, estar físicamente activo y garantizar suficientes horas de sueño y descanso.

Calcular y monitorear el IMC le ayuda al proveedor de salud a ofrecer tratamientos y recomendaciones apropiadas al paciente para mantener un índice adecuado. Esto también le ayuda a referirlo a programas de pérdida de peso.

El aumento en casos de obesidad representa una gran carga para el uso y los costos de la atención médica. Es por esto que la OMS recomienda a las entidades de gobierno y salud pública desarrollar estrategias de prevención y tratamiento enfocadas a impactar a todos los miembros de la comunidad, a grupos de alto riesgo, y a aquellos con problemas de peso que ya padecen o están cercanos a padecer enfermedades asociadas con sobrepeso y obesidad.

Si eres o conoces a una persona diagnosticada con sobrepeso y obesidad, es importante que se siga el tratamiento y recomendaciones médicas. Debes tomar en cuenta qué cambios a tu dieta y a tu estilo de vida puedes incorporar, incluyendo evaluar recursos o programas de pérdida de peso enfocados en crear hábitos saludables y mantener un IMC normal.

Notas:

CONCLUSIÓN

Como sociedad, no le damos suficiente importancia a la nutrición hasta que nos encontramos en una situación que afecta nuestras vidas, y en ese momento comenzamos a reaccionar en vez de haber tomado medidas de prevención. En este libro descubriste que la alimentación define cómo nuestro cuerpo lleva a cabo sus funciones diarias, modera nuestros niveles de energía y determina la eficacia con la que nuestro cuerpo se puede sanar y regenerar.

Cuando somos pequeños, desafortunadamente, no nos dan una educación que profundice en la importancia de la alimentación. Nos enseñan la pirámide alimenticia y ahí se acaba la lección. Crecemos, y seguimos resolviendo con comida rápida, muchas veces sin la conciencia de que el cuerpo nos va a pasar la factura en el futuro.

Algunos se preguntarán por qué yo, quiropráctico, escribí este libro sobre la nutrición. Pero yo viví las repercusiones negativas de comer comida rápida con poco o ningún beneficio a mi salud. Vi de primera mano cómo las malas decisiones alimenticias te pueden afectar, y cómo nadie podía entender que el problema era mi alimentación. Me pregunto cuántas otras personas son víctimas del mismo error. Me preocupa el daño que causa la falta de conocimiento. Por eso te ofrezco toda esta información.

Cuando tuve la necesidad de cambiar mi alimentación en mi juventud, no sabía por dónde empezar, y experimenté para llegar al régimen que mi cuerpo necesitaba. Hoy, no quiero que nadie pase por eso. Es más fácil rendirse cuando no sabes hacia dónde ir.

Este libro es una compilación de todo lo que aprendí después de muchos años de prueba y error. Lo escribí principalmente para ayudarte a dar el paso más importante: el primero.

La meta de esta guía es que, ahora que terminaste de leer, puedas moverte hacia adelante con confianza. Que tengas las herramientas necesarias para forjar un nuevo camino alimenticio. Espero, por supuesto, que continúes aprendiendo sobre la buena alimentación y lo que tu cuerpo necesita. Todos los días se aprende algo, y mientras más sabes, mejores decisiones puedes tomar en cuanto a tu nutrición y bienestar.

Mi primer paso fue TOMAR LA DECISION DE QUERER CAMBIAR MI FUTURO. Y el tuyo, ¿cuál será?

TESTIMONIOS

Sulia

Llegué por un anuncio de *Facebook* que mi esposo encontró. Cuando volvió de su primera cita, dijo que se sentía bien, así que le pedí que me hiciera una cita. Él no me había dicho que la cita era con un quiropráctico. Si llego a saber que era un quiropráctico no voy, porque me da miedo. Cuando entré, nada que ver. Me encantó el tratamiento, me sentí mejor y los dolores desaparecieron. Ahora, cuando llega el día de la cita, estoy lista para ir.

Camino mejor, y aunque tomo las precauciones de cuidarme, de verdad siento el cambio. Les pido que vengan. Yo vine con temor y miedo, y cuando probé el tratamiento vi la realidad. Mi calidad de vida mejoró. Estoy contenta, esto ha sido de bendición en mi vida. Las terapias de láser me ayudaron muchísimo con los problemas de circulación, diría que hasta el asma. El cuerpo cambia por completo.

Juan

Vimos la presentación del libro *Enfócate y cambia tu salud* y decidimos comprar uno. Nos gustó tanto, que vimos que este libro sirve no solo para uno sanarse de muchas dolencias, sino de aprender sobre la quiropráctica en la medicina.

Lo que más nos gustó es que es sencillo, no tiene un lenguaje rebuscado, sino que uno lo puede entender fácilmente. Me di cuenta de que cuando uno conoce más sobre la quiropráctica en el proceso de sanidad, uno va entendiendo qué está pasando en el cuerpo y aprende a cuidarse y a hacer ejercicio también.

—

Mateo y su esposa María

María - Mateo va a cumplir 93. ¡Estaba sufriendo tanto del dolor de espalda! Estuvo una semana en cama, se levantaba, estaba bien un poco y volvía a caer. Así estaba todo el año. Como a las seis terapias ya el estaba rejuvenecido, y le doy gracias a Dios y a ustedes, porque desde ahí no le ha dado más dolor de espalda. La faja que tenía, ni la usa. Él limpia el patio, la casa, pasa manguera, hace de todo. Gracias a dios está ahí como un coloso.

Mateo - Antes me daban inyecciones y cositas pero no me resolvían. Gracias a Dios y al tratamiento de aquí es como si nunca hubiese tenido ese dolor. Me siento de 80 por lo menos. Cuando joven hacía muchos disparates creyendo que era *Superman*, me echaba pesos encima mayores que yo, y eso me afectó la espalda y la columna, pero gracias a Dios y al tratamiento ya estoy ya mejor. La vejez no son los años sino la función del cuerpo, y eso lo arreglan aquí. Los años no dicen nada si uno trata bien el cuerpo.

—

Brígida y su hija Teresita

Teresita - Mi mamá tenía dolor generalizado, le dolía todo el cuerpo y no podía caminar. Esto la llevó a una depresión. Buscando alternativas los conseguí, y dije, «déjame intentar a ver qué pasa». En el caso de mami, me desesperé a las tres semanas porque yo no veía mejoría y decidí dejar el tratamiento. Las muchachas de la clínica me dijeron, «cógelo suave», y ahí empecé a ver resultados. Estoy muy feliz y contenta con los resultados.

Brígida - Estoy más ágil, más firme, caminando y todo. Los dolores de espalda, brazos y rodilla han bajado poco a poco. Mi estado de ánimo está mucho mejor. Antes venía en un carrito, ahora estoy caminando. Practicando caminar hasta sin el bastón.

—

Ana

Hacía muchos, muchos años que venía padeciendo de dolores de espalda. Tuve un hijo encamado por treinta y dos años, bregando con él sola y haciendo mucha fuerza. Tenía de todo: dolor de cuello, espasmos musculares, discos herniados, escoliosis... y el dolor era constante. También me daban calambres en las piernas. Hasta que un día los escuché por la radio. Aunque estuve años en terapia, nunca había ido a un quiropráctico. Me dije, «vamos a probarlo».

Mi mejoría ha sido fantástica. Me siento bien, gracias al señor. Ya los calambres se fueron. Mi calidad de vida mejoró porque ahora duermo, y estoy tranquila. A todos les digo que vengan y busquen esta opción, que no dependan solo de un fisiatra. Se los digo yo, que desde el 1991 estaba buscando alivio. En dos meses y medio con el Dr. Jarrot Sierra ya tengo una gran mejoría. Busquen esta alternativa, dénse la oportunidad, porque esto es para mejorar la salud y la calidad de vida. De verdad que vale la pena.

SOBRE EL AUTOR

El Dr. Jorge R. Jarrot Sierra nació el 14 de febrero de 1987. Creció en un ambiente promotor de la capacidad innata que tiene el cuerpo para sanar, dirigido a la prevención. Fue un joven entusiasta, curioso y muy maduro para su edad. Sin duda, desde muy temprano compartió la pasión de sus padres: ayudar a otros a tener salud, pues ambos son quiroprácticos.

Su mamá, la Dra. Irma Sierra Rivera, fue la primera mujer quiropráctica en Puerto Rico y fue la primera mujer en presidir la Asociación de Quiroprácticos de Puerto Rico.

Su abuelo materno, el Dr. Ralph U. Sierra, fue el primer quiropráctico en Puerto Rico, pionero en tratamientos biomagnéticos y reconocido mundialmente por sus investigaciones. También redactó y sometió el proyecto de ley que propuso el reconocimiento de la profesión quiropráctica en Puerto Rico, logrando su aprobación en

1952 como la Ley No. 493, siendo reconocida como la «Ley de Quiroprácticos de Puerto Rico».

El Dr. Jorge Jarrot Sierra estudió un bachillerato en Premédica, y en 2011 completó su doctorado en quiropráctica en la escuela de quiropráctica más prestigiosa en Estados Unidos: *Life University*, localizada en Atlanta, Georgia, convirtiéndose en el primer quiropráctico de tercera generación en Puerto Rico.

Con deseos de continuar el legado de su familia, al graduarse regresó a Puerto Rico para transformar la mayor cantidad de vidas posibles a través de sus conocimientos en quiropráctica y experiencias de vida. Quería devolverle la esperanza a aquellos que la habían perdido. Trabajó con sus padres en la *Clínica Quiropráctica Jarrot Sierra* por varios años. Al mismo tiempo, desarrolló el programa televisivo *Salud en Familia* junto a su papá, el Dr. Jorge C. Jarrot y su mamá, la Dra. Irma Sierra.

Tiempo después se unió al programa su hermana, la Dra. Alexandra Jarrot Sierra, resultando en la unión de una gran familia de quiroprácticos comprometidos con la educación de las personas.

Durante ese periodo, disfrutó comunicar los beneficios de la quiropráctica y las distintas alternativas naturales disponibles que tenían miles de televidentes de Puerto Rico y fuera del país para lograr una mejor calidad de vida. El impacto fue tal, que en poco tiempo fue uno de los programas más vistos en Puerto Rico; lograron comunicar la importancia de tener salud, y cómo alcanzarla con actividades dinámicas y un lenguaje sencillo.

Esta experiencia lo llevó a continuar estudiando intensamente sobre diversos temas de salud, puesto que en cada programa tenía que prepararse con un tema distinto. Como resultado, se puede decir que no solo es quiropráctico, sino que también es conocedor de temas de salud más allá de su profesión que impactan a las personas positiva o negativamente.

En 2014 fundó *Health Chiropractic and More* (HCM) en Canóvanas. Dos años más tarde inauguró la oficina de Ponce, pues notó que muchas personas viajaban por horas para llegar a Canóvanas. En pocos años, HCM se convirtió en la clínica más grande del Caribe, impactando la salud de miles de personas de la isla como de otras partes del mundo.

Desde el 2018 logra atender en promedio, junto a su equipo de trabajo (doctores egresados de *Life University*), a 1,000 personas semanalmente entre ambas oficinas. HCM se caracteriza por brindar tratamientos personalizados con la tecnología más avanzada disponible y las técnicas más modernas en cuidados quiroprácticos.

Sus pacientes la reconocen por el ambiente tranquilo, positivo y familiar que la distingue, además de ofrecer la esperanza de lograr vivir libre de dolor, teniendo una mejor calidad de vida.

En el 2021 abrió la tercera oficina de HCM en Bayamón. Actualmente, dirige a un equipo de quince doctores que trabajan en las tres oficinas, y se atiende a un promedio de 1,500 pacientes semanalmente.

Hoy día, lo pueden ver y escuchar semanalmente en su programa de radio *Calidad de VIDA* por Faro De Santidad 1660AM y 101.1FM y en su *Facebook live* en la página de *Health Chiropractic and More*, tocando muchos de los temas que son discutidos en sus libros.

Curiosamente, el doctor recuerda una anécdota muy importante que lo marcó para siempre, y que hoy lo ha ayudado a convertirse en todo un médico y empresario exitoso. Una vez, un experto en problemas del desarrollo le dijo a su mamá que él no lograría ser médico o asistir a una escuela regular, porque presentaba rasgos que nunca le permitirían desarrollarse profesionalmente. Sin lugar a duda, eso no lo detuvo, y hoy por hoy puede decir con certeza que logró romper barreras y estereotipos y que se convirtió en todo un profesional de la salud y emprendedor.

Podemos concluir que sus experiencias lo han impulsado a continuar preparándose profesionalmente para trabajar genuinamente por la salud de otros y la de su familia, incluyendo la de sus hijos, Jorge Andrés y Sebastián Andrés y la de su esposa, Andrea González Narváez.

REFERENCIAS

- Kubala, Jillian (2020). The Top 20 Biggest Nutrition Myths. Healthline.com. Recuperado de https://www.healthline.com/nutrition/biggest-lies-of-nutrition#1

- Petre, Alina (2017). 5 Ways Restricting Calories Can Be Harmful. Healthline.com. Recuperado de https://www.healthline.com/nutrition/calorie-restriction-risks

- Spritzler, Franziska (2016). 10 "Low-Fat" Foods That Are Actually Bad for You. Healthline.com. Recuperado de: https://www.healthline.com/nutrition/10-unhealthy-low-fat-foods

- Autor desconocido (2018). Mitos y realidades sobre

- las dietas. Medlineplus.gov. Recuperado de: https://medlineplus.gov/spanish/ency/patientinstructions/000895.htm

- Autor desconocido (2015). Carbohydrates — Good or Bad for You? Health.harvard.edu. Recuperado de https://www.health.harvard.edu/diet-and-weight-loss/carbohydrates--good-or-bad-for-you

- Bjarnadottir, Adda (2018) 12 High-Carb Foods That Are Actually Super Healthy. Healthline.com. Recuperado de https://www.healthline.com/nutrition/12-healthy-high-carb-foods

- Gunnars, Kris (2018) Resistant Starch 101 — Everything You Need to Know. Healthline.com. Recuperado de https://www.healthline.com/nutrition/resistant-starch-101#1

- D'Elia, Lanfranco, Barba, Gianvincenzo, Cappuccio, Francesco P, Strazzullo, Pasquale (2010) Potassium intake, stroke, and cardiovascular disease a meta-analysis of prospective studies. Pubmed.ncbi.nlm.nih.gov. Recuperado de https://pubmed.ncbi.nlm.nih.gov/21371638/

- García, Oz (2011) Being Thin Isn't The Same As Being Healthy.m Huffpost.com. Recuperado de https://www.huffpost.com/entry/thin-health_b_918942

- Centers for Disease Control and Prevention (2020). Healthy Eating for a Healthy Weight. Recuperado de: https://www.cdc.gov/healthyweight/healthy_eating/index.html

- Denny, K. N., Loth, K., Eisenberg, M. E., & Neumark-Sztainer, D. (2013). Intuitive eating in young adults. Who is doing it, and how is it related to disordered eating behaviors?. Appetite, 60 (1), 13–19. https://doi.org/10.1016/j.appet.2012.09.029

- Harvard Health Publishing (2018). Healthy Lifestyle: 5 Keys to a Longer Life. Recuperado de: https://www.health.harvard.edu/blog/healthy-lifestyle-5-keys-to-a-longer-life-2018070514186

- National Eating Disorders Association (2010). Recognizing and Resisting Diet Culture. Recuperado de: https://www.nationaleatingdisorders.org/blog/recognizing-and-resisting-diet-culture

- World Health Organization (s.f.). Healthy Diet. Recuperado de: https://www.who.int/news-room/fact-sheets/detail/healthy-diet

- Asociación Americana del Corazón (AHA) (2016, Julio 31). About Metabolic Syndrome. https://www.heart.org/en/health-topics/metabolic-syndrome/about-metabolic-syndrome

- Escuela de Salud Pública de Harvard (s.f). The Nutrition Source. Healthy Eating Plate. https://www.hsph.harvard.edu/nutritionsource/healthy-eating-plate/

- Moore J.X., Chaudhary N., Akinyemiju T. (2017). Metabolic Syndrome Prevalence by Race/Ethnicity and Sex in the United States, National Health and Nutrition Examination Survey, 1988–2012. Prev Chronic Dis 2017;14:160287.

- Ogura, T., Tashiro, M., Masud, M., Watanuki, S., Shibuya, K., Yamaguchi, K., Itoh, M., Fukuda, H. & Yanai, K. (2011). Cerebral Metabolic Changes In Men After Chiropractic Spinal Manipulation For Neck Pain. Alternative Therapies In Health And Medicine. 17. 12-7.

- Instituto para la calidad y eficiencia en el cuidado de salud. 2009. ¿Cómo trabaja el sistema nervioso? (Revisado 2016). Recuperado de: https://www.ncbi.nlm.nih.gov/books/NBK279390/

- Welch, A., & Boone, R. 2008. Respuestas simpáticas y parasimpáticas a ajustes específicos diversificados a subluxaciones quiroprácticas vertebrales de la columna cervical y torácica. Revista de Medicina Quiropráctica, 7(3), 86–93. Recuperado de: https://www.ncbi.nlm.nih.gov/pmc/articles/PMC2686395/

- Holt, K., Niazi, I.K., Nedergaard, R.W. et al. 2019. The effects of a single session of chiropractic care on strength, cortical drive, and spinal excitability in stroke patients. Scientific Reports 9, 2673. Recuperado de: https://doi.org/10.1038/s41598-019-39577-5

- EatingWell (2020) 5 Bad Eating Habits and How to Break Them. EatingWell.com Recuperado de http://www.eatingwell.com/article/77961/5-bad-eating-habits-and-how-to-break-them/

- Lupayante Morales, Elisa (2020) Malos hábitos alimenticios. MejorConSalud.com Recuperado de https://mejorconsalud.com/malos-habitos-alimenticios/

- Universia (2013) Descubre 10 malos hábitos alimenticios que solemos repetir a diario. Universia.com Recuperado de https://noticias.universia.net.mx/en-portada/noticia/2013/08/08/1041557/descubre-10-malos-habitos-alimenticios-solemos-repetir-diario.html

- Rush.edu (2020) The Science Behind Breakfast. Rush.edu Recuperado de https://www.rush.edu/health-wellness/discover-health/why-you-should-eat-breakfast#:~:text=After%20all%20you%20need%20enough,more%20calories%20throughout%20the%20day.

- Mayo Clinic (2018) Agua: ¿cuánto tienes que beber todos los días? Mayoclinic.org Recuperado de https://www.mayoclinic.org/es-es/healthy-lifestyle/nutrition-and-healthy-eating/in-depth/water/art-20044256

- NIDDK (2017). Diabetes Statistics. National Institute of Diabetes and Digestive and Kidney Diseases. Recuperado de https://www.niddk.nih.gov/health-information/health-statistics/diabetes-statistics

- Personal de Mayo Clinic (2019). Dieta para la diabetes: crea tu plan de alimentación saludable. Mayo Clinic. Recuperado de https://www.mayoclinic.org/es-es/diseasesconditions/diabetes/in-depth/diabetes-diet/art-20044295

- Spritzler, Franziska (2017). Los 16 mejores alimentos para controlar la diabetes. Healthline.com. Recuperado de https://www.healthline.com/health/es/comida-para-diabeticos#1

- Harvard Health Publishing (2015). Carbohydrates – good or bad for you? Harvard Medical School. Recuperado de https://www.health.harvard.edu/diet-and-weight-loss/carbohydrates--good-or-bad-for-you

- NCI (2015). Diet. National Cancer Institute. Recuperado de https://www.cancer.gov/about-cancer/causes-prevention/risk/diet

- CDC (2018). La prediabetes. Centros para el Control y la Prevención de Enfermedades. Recuperado de https://www.cdc.gov/diabetes/spanish/basics/prediabetes.html

- Feskanich D, Willett WC, Stampfer MJ, Colditz GA. Milk, dietary calcium, and bone fractures in women: a 12-year prospective study. American Journal of Public Health. 1997

- https://www.chiroone.net/slps/adult-scoliosis/living-with-adult-scoliosis

- Chiro One Wellness Centers. (2019). Living with Adult Scoliosis: Know Your Options. Extraído de: www.chiroone.net/

- Lee, G. A., Crawford, G. W., Liu, L., Sasakiy., & Chen, X. (2011). Archaeological soybean (Glycine max) in East Asia: does size matter?. PloS one, 6(11), e26720. doi:10.1371/journal.pone.0026720

- Barrett J. R. (2006). The science of soy: what do we really know?. Environmental health perspectives, 114(6), A352–A358. doi:10.1289/ehp.114-a352

- Lorber, M., Schecter, A., Paepke, O., Shropshire, W., Christensen, K., & Birnbaum, L. (2015). Exposure assessment of adult intake of bisphenol A (BPA) with emphasis on canned food dietary exposures. Environment international, 77, 55–62. doi:10.1016/j.envint.2015.01.008

- Noonan, G.O., Ackerman, L.K., Begley, T.H. (2011). Concentration of Bisphenol A in Highly Consumed Canned Foods on the U.S. Market. Journal of Agricultural and Food Chemistry, 59 (13), 7178-7185. DOI: 10.1021/jf201076f

- Gao, X., & Wang, H. S. (2014). Impact of bisphenol a on the cardiovascular system - epidemiological and experimental evidence and molecular mechanisms. International journal of environmental research and public health,11(8), 8399–8413. doi:10.3390/ijerph110808399

- Provvisiero, D. P., Pivonello, C., Muscogiuri, G., Negri, M., de Angelis, C., Simeoli, C., ... Colao, A. (2016). Influence of Bisphenol A on Type 2 Diabetes Mellitus. International journal of environmental research and public health,13(10), 989. doi:10.3390/ijerph13100989

- Rochester JR, Bolden AL. 2015. Bisphenol S and F: a systematic review and comparison of the hormonal activity of bisphenol A substitutes. Environmental Health Perspectives 123:643–650

- (WCRF) World Cancer Research Fund / American Institute for Cancer Research. Food, Nutrition, Physical Activity, and the Prevention of Cancer: a Global Perspective. Washington, DC: AICR, 2007

- Pan, A., Sun, Q., Bernstein, A. M., Schulze, M. B., Manson, J. E., Stampfer, M. J., ... Hu, F. B. (2012). Red meat consumption and mortality: results from 2 prospective cohort studies. Archives of internal

medicine, 172(7), 555–563.
doi:10.1001/archinternmed.2011.2287

- de Souza, R. J., Mente, A., Maroleanu, A., Cozma, A. I., Ha, V., Kishibe, T., ... Anand, S. S. (2015). Intake of saturated and trans unsaturated fatty acids and risk of all cause mortality, cardiovascular disease, and type 2 diabetes: systematic review and meta-analysis of observational studies. BMJ (Clinical research ed.), 351, h3978. doi:10.1136/bmj.h3978

- Patterson, E., Wall, R., Fitzgerald, G. F., Ross, R. P., & Stanton, C. (2012). Health implications of high dietary omega-6 polyunsaturated Fatty acids. Journal of nutrition and metabolism, 2012, 539426. doi:10.1155/2012/539426

- Walther, B., Karl, J. P., Booth, S. L., & Boyaval, P. (2013). Menaquinones, bacteria, and the food supply: the relevance of dairy and fermented food products to vitamin K requirements. Advances in nutrition (Bethesda, Md.), 4(4), 463–473. doi:10.3945/an.113.003855

- Nowak, J.Z. (2013) Oxidative stress, polyunsaturated fatty acids derived oxidation products and bisretinoids as potential inducers of CNS diseases:

focus on age-related macular degeneration. Pharmacological Reports, 65, 288304 ISSN 1734-1140

- BMJ 2019;365:l1451. Ultra-processed food intake and risk of cardiovascular disease: prospective cohort study (NutriNet-Santé). The British Medical Journal. Recuperado de https://doi.org/10.1136/bmj.l1451

- BMJ 2018;360:k322. Consumption of ultra-processed foods and cancer risk: results from NutriNet-Santé prospective cohort. The British Medical Journal. Recuperado de https://doi.org/10.1136/bmj.k322

- Mercola, Dr. Joseph (2019). Los alimentos procesados conducen al cáncer y muerte prematura. Mercola.com. Recuperado de https://articulos.mercola.com/sitios/articulos/archivo/2019/02/27/alimentos-procesados-efectos-para-la-salud.aspx

- Brown, Mary Jane (2018). Cancer and Diet 101: How What You Eat Can Influence Cancer. Healthline.com. Recuperado de https://www.healthline.com/nutrition/cancer-and-diet

- Gallagher, James (2018). Cuáles son los alimentos ultraprocesados y cómo están relacionados con el cáncer. British Broadcasting Corporation. Recuperado de https://www.bbc.com/mundo/noticias-43080453

- Gil, Paloma (2019). Alimentos procesados vs. Producto ultraprocesado. Dra. Paloma Gil. Recuperado de https://palomagil.com/alimento-procesado-ultraprocesado/

- Gallardo Ponce, Isabel (2019). Comer ultraprocesados cuatro veces al día eleva un 62% el riesgo de muerte. El Mundo. Recuperado de https://www.elmundo.es/ciencia-y-salud/salud/2019/05/30/5ceee39cfc6c83d8708b467a.html

- Europan (2019). Diferencias entre el pan artesanal y el industrial. Europan. Recuperado de https://blog.europan.mx/diferencias-pan-artesanal-pan-industrial

- Autor desconocido. Pan. Enciclopedia de los Alimentos. Ministerio de Agricultura, Pesca y Alimentación de España. Recuperado de http://www.alimentacion.es/es/conoce_lo_que_comes/bloc/pan/proceso-de-elaboracion/

- Instituto Nacional de la Diabetes y las Enfermedades Digestivas y Renales (2016). ¿Cuánto debo comer? Lo que debe saber sobre la cantidad y el tamaño de las porciones. niddk.nih.gov/. Recuperado de https://www.niddk.nih.gov/health-information/informacion-de-la-salud/control-de-peso/cuanto-debo-comer#diferencia

- Peralta Puca, Vanessa (2014). El método de la mano. dietistasnutricionistas.es/. Recuperado de https://www.dietistasnutricionistas.es/el-metodo-de-la-mano/

- Donoso, Teresa (2016). Una experta en nutrición revela cada cuántas horas debes comer para perder peso. upsocl.com/. Recuperado de http://www.upsocl.com/salud/una-experta-en-nutricion-revela-cada-cuantas-horas-debes-comer-para-perder-peso/

- Gunnars, Kris (2018). Ayuno intermitente 101: Guía de introducción para principiantes. Healthline.com. Recuperado de https://www.healthline.com/health/es/ayuno-intermitente#quin-no-debera-hacerlo

- Autor desconocido (2019). Ayuno intermitente: Beneficios, consideraciones y cómo implementarlo. Blogsalud.Mercola.com. Recuperado de https://blogsalud.mercola.com/sitios/blogsalud/arch

ivo/2019/04/17/ayuno-intermitente-beneficios-consideraciones-y-como-implementarlo.aspx

- Dr. Mercola. Guía completa para hacer el ayuno. Articulos.Mercola.Com. Recuperado de https://articulos.mercola.com/sitios/articulos/archivo/2099/12/31/guia-completa-para-el-ayuno.aspx

- Calderón, Sergio (2019). Tipos de ayuno y sus beneficios. Realfooding – dietistas y nutricionistas en Madrid y online. Recuperado de https://realfooding.com/articulo/tipos-ayuno-y-sus-beneficios/

- Fung, Dr. Jason, revisión médica de la traducción por Lima, Dra. María Eugenia (2020). Ayuno intermitente para principiantes. Diet Doctor. Recuperado de https://www.dietdoctor.com/es/ayuno-intermitente

- Division of Cancer Epidemiology and Prevention, Institute of Social and Preventive Medicine (2013). Meat consumption and mortality--results from the European Prospective Investigation into Cancer and Nutrition. Recuperado de https://www.ncbi.nlm.nih.gov/pubmed/23497300

- Pan, A., Sun, Q., Bernstein, A. M., Schulze, M. B., Manson, J. E., Stampfer, M. J., ... Hu, F. B. (2012).

Red meat consumption and mortality: results from 2 prospective cohort studies.

Archives of internal medicine, 172(7), 555–563. doi:10.1001/archinternmed.2011.2287

- (WCRF) World Cancer Research Fund / American Institute for Cancer Research. Food, Nutrition, Physical Activity, and the Prevention of Cancer: a Global Perspective. Washington, DC: AICR, 2007

- Welch Center for Prevention, Epidemiology and Clinical Research, Division of General Internal Medicine, Johns Hopkins University School of Medicine (2005). Effects of protein, monounsaturated fat, and carbohydrate intake on blood pressure and serum lipids: results of the OmniHeart randomized trial. Recuperado de https://www.ncbi.nlm.nih.gov/pubmed/16287956

- Brown, Mary Jane (2017). Animal vs Plant Protein - What's the Difference? Healthline.com. Recuperado de https://www.healthline.com/nutrition/animal-vs-plant-protein

- Gunnars, Kris (2018). Protein Intake – How Much Protein Should You Eat Per Day? Healthline.com. Recuperado de:

https://www.healthline.com/nutrition/how-much-protein-per-day

- Links, Rachel (2017). The 14 Healthiest Vegetables on Earth. Healthline.com. Recuperado de https://www.healthline.com/nutrition/14-healthiest-vegetables-on-earth

- Y Yang, C Y Huang, S S Peng, J Li (1996). Carotenoid Analysis of Several Dark-Green Leafy Vegetables Associated With a Lower Risk of Cancers. PubMed.gov Recuperado de https://pubmed.ncbi.nlm.nih.gov/8988807/

- Xin Xu, Yunjiu Cheng, Shiqi Li, Yi Zhu, Xianglai Xu, Xiangyi Zheng, Qiqi Mao, Liping Xie (2014) Dietary Carrot Consumption and the Risk of Prostate Cancer. PubMed.gov Recuperado de https://pubmed.ncbi.nlm.nih.gov/24519559/

- Yanyan Li, Tao Zhang, Hasan Korkaya, Suling Liu, Hsiu-Fang Lee, Bryan Newman, Yanke Yu, Shawn G Clouthier, Steven J Schwartz, Max S Wicha, Duxin Sun (2010) Sulforaphane, a Dietary Component of broccoli/broccoli Sprouts, Inhibits Breast Cancer Stem Cells. PubMed.gov Recuperado de https://pubmed.ncbi.nlm.nih.gov/20388854/

- P Josling, (2001) Preventing the Common Cold With a Garlic Supplement: A Double-Blind, Placebo-Controlled Survey. PubMed.gov Recuperado de https://pubmed.ncbi.nlm.nih.gov/11697022/

- Meri P Nantz 1, Cheryl A Rowe, Catherine E Muller, Rebecca A Creasy, Joy M Stanilka, Susan S Percival (2012) Supplementation With Aged Garlic Extract Improves Both NK and γδ-T Cell Function and Reduces the Severity of Cold and Flu Symptoms: A Randomized, Double-Blind, Placebo-Controlled Nutrition Intervention. PubMed.gov Recuperado de https://pubmed.ncbi.nlm.nih.gov/22280901/

- Gunnars, Kris (2019) Spinach 101: Nutrition Facts and Health Benefits. Healthline.com Recuperado de https://www.healthline.com/nutrition/foods/spinach

- Bjarnadottir, Adda (2019) Broccoli 101: Nutrition Facts and Health Benefits. Healthline.com Recuperado de https://www.healthline.com/nutrition/foods/broccoli

- Leech, Joe (2018) 11 Proven Health Benefits of Garlic. Healthline.com Recuperado de https://www.healthline.com/nutrition/11-proven-health-benefits-of-garlic

- Gunnars, Kris (2018) 10 Health Benefits of Kale. Healthline.com Recuperado de https://www.healthline.com/nutrition/10-proven-benefits-of-kale

- Leech, Joe (2017) 11 Proven Health Benefits of Ginger. Healthline.com Recuperado de https://www.healthline.com/nutrition/11-proven-benefits-of-ginger

- USDA. Why is it important to eat vegetables? Food.edu Recuperado de https://food.unl.edu/NEP/NEP%20Documents/Vegetable%20group.pdf

- Al Día En Salud (2014) Importancia de las verduras en la alimentación. Aldiaensalud.com. Recuperado de https://aldiaensalud.com/articulos1/importancia-de-las-verduras-en-la-alimentacion

- Administración de Drogas y Alimentos - FDA. 2018. Disponible en: https://www.fda.gov/food/pesticides/pesticide-residue-monitoring-program-questions-and-answers

- Administración de Drogas y Alimentos - FDA. 2020. GMOS 101: Tus preguntas básicas contestadas. Disponible en: https://www.fda.gov/media/135279/download

- Departamento de Agricultura de Estados Unidos – USDA. 2012. Rotulando productos orgánicos. Disponible en: https://www.ams.usda.gov/sites/default/files/media/Labeling%20Organic%20Products%20Fact%20Sheet.pdf

- Departamento de Agricultura de Estados Unidos – USDA. 2013. Orgánico 101: ¿Se pueden usar los OGM en productos orgánicos? Disponible en: https://www.usda.gov/media/blog/2013/05/17/organic-101-can-gmos-be-used-organic-products

- Departamento de Agricultura de Estados Unidos – USDA. 2007. Producción orgánica/Alimentos orgánicos: herramientas de acceso a información. (Revisado en 2020) Disponible en: https://www.nal.usda.gov/afsic/organic-productionorganic-food-information-access-tools

- Academia de Nutrición y Dietética. (2019) Información básica sobre la etiqueta de información nutricional. Recuperado de: https://www.eatright.org/food/nutrition/nutrition-facts-and-food-labels/the-basics-of-the-nutrition-facts-label

- Administración de Drogas y Alimentos. (s.f.) What's New with the Nutrition Facts Label. Recuperado de: https://www.fda.gov/food/new-nutrition-facts-label/whats-new-nutrition-facts-label

- Brown, H., Rollo, M., de Vlieger, N., Collins, C. & Bucher, T. (2018). Influence of the nutrition and health information presented on food labels on portion size consumed: a systematic review. Nutrition Reviews. Volume 76. Issue 9. September 2018. Pages 655–677. Recuperado de: https://academic.oup.com/nutritionreviews/article/76/9/655/4995945

- Drichoutis, Andreas & Lazaridis, Panagiotis & Nayga, Rodolfo. (2006). Consumers' use of nutritional labels: A review of research studies and issues. Academy of Marketing Science Review. 10. Recuperado de: https://www.researchgate.net/publication/228364127_Consumers%27_use_of_nutritional_labels_A_review_of_research_studies_and_issues

- Persoskie, A., Hennessy, E., & Nelson, W. L. (2017). US Consumers' Understanding of Nutrition Labels in 2013: The Importance of Health Literacy. Preventing Chronic Diseases, 14, E86.

Recuperado de: https://www.ncbi.nlm.nih.gov/pmc/articles/PMC5621522/

- American Psychological Association. (2019). Stress In America 2019. Recuperado de: https://www.apa.org/news/press/releases/stress/2019/stress-america-2019.pdf

- Borikar, H. & Sheth, K. N. (2016). Stress and Human Body System Reaction – A Review. International Multidisciplinary Journal. volume 3. 2349-7637. Recuperado de: https://www.researchgate.net/publication/316919424_Stress_and_Human_Body_System_Reaction_-_A_Review

- National Institute of Mental Health. (s.f.) Five Things You Should Know About Stress. Recuperado de: https://www.nimh.nih.gov/health/publications/stress/19-mh-8109-5-things-stress_142898.pdf

- Yaribeygi, H., Panahi, Y., Sahraei, H., Johnston, T. P., & Sahebkar, A. (2017). The impact of stress on body function: A review. EXCLI journal, 16, 1057–1072. Recuperado de: https://www.ncbi.nlm.nih.gov/pmc/articles/PMC5579396/

- Centro Nacional para la Prevención de Enfermedades Crónicas y Promoción de la Salud (2015). Para comenzar: ¡No es una dieta, es un estilo de vida! Recuperado de https://www.cdc.gov/healthyweight/spanish/losingweight/gettingstarted.html

- Mercola, Joseph (2018), ¿Necesita ayuda para establecer y cumplir sus objetivos? Recuperado de https://articulos.mercola.com/sitios/articulos/archivo/2018/02/22/como-establecer-metas.aspx

- Centers for Disease Control and Prevention (2014). Calculating BMI Using the English System. Recuperado de: https://www.cdc.gov/nccdphp/dnpao/growthcharts/training/bmiage/page5_2.html

- Centers for Disease Control and Prevention (2020). Adult Obesity Facts. Recuperado de: https://www.cdc.gov/obesity/data/adult.html

- Centers for Disease Control and Prevention (2020). The Health Effects of Overweight and Obesity. Recuperado de: https://www.cdc.gov/healthyweight/effects/index.html

- National Heart, Lung and Blood Institute (s.f.). Overweight and Obesity. Recuperado de: https://www.nhlbi.nih.gov/health-topics/overweight-and-obesity

- Obesity Medicine Association (2017). Why is Obesity a Disease? Recuperado de: https://obesitymedicine.org/why-is-obesity-a-disease/

- Ofei, F. (2005). Obesity - A Preventable Disease. Ghana Medical Journal, 39(3), 98–101. Recuperado de: https://www.ncbi.nlm.nih.gov/pmc/articles/PMC1790820/

- World Health Organization (2020). Obesity and Overweight. Recuperado de: https://www.who.int/news-room/fact-sheets/detail/obesity-and-overweight

DR. JORGE JARROT SIERRA

QUERIDO LECTOR,

Si disfrutaste la lectura de este libro y entiendes que su mensaje es importante, te invito a dejar una reseña para que otros puedan también beneficiarse.

Si adquiriste el libro en Amazon, por favor deja tu reseña en la página de venta del libro.
Si lo adquiriste en una librería, me encantaría recibir tu reseña en mi correo electrónico:
drjarrot@tucolumnahabla.com

Te invito además a visitar nuestra página web, donde encontrarás más información sobre nuestra clínica:
www.tucolumnahabla.com

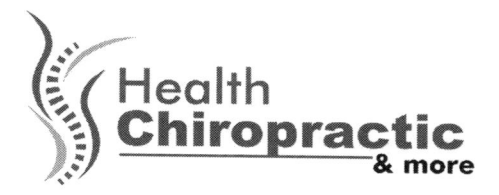

Health Chiropractic & More
Tel. 787.221.8828 (Canovanas)
Tel. 787.221.3978 (Ponce)
Tel. 787.221.3971 (Bayamón)
www.drjarrot.com

Para nuestra línea exclusiva de suplementos:
www.tusuplementos.com

@tucolumnahabla y @doctorjarrot

@tucolumnahabla

Made in the USA
Columbia, SC
22 January 2024